Knaur

Dr. Robert M. Bachmann
Dr. Franz Kienle

Fasten und Heilen nach F. X. Mayr

Knaur

Dr. Robert M. Bachmann
Dr. Franz Kienle

Fasten und Heilen nach F. X. Mayr

- Giftstoffe ausschwemmen und dabei abnehmen
- Den Darm reinigen und den Körper verjüngen

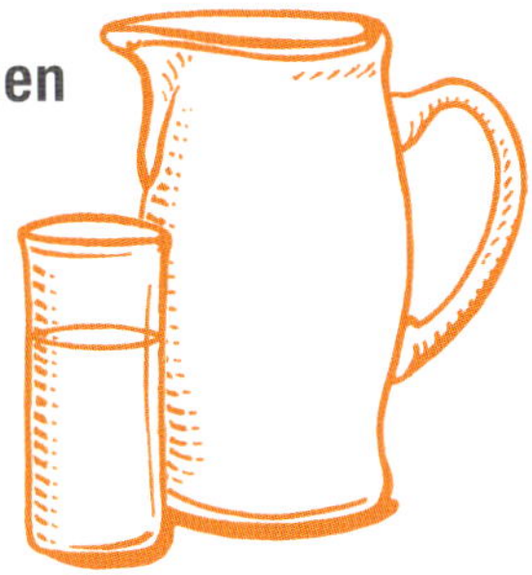

www.knaur-ratgeber.de

Inhalt

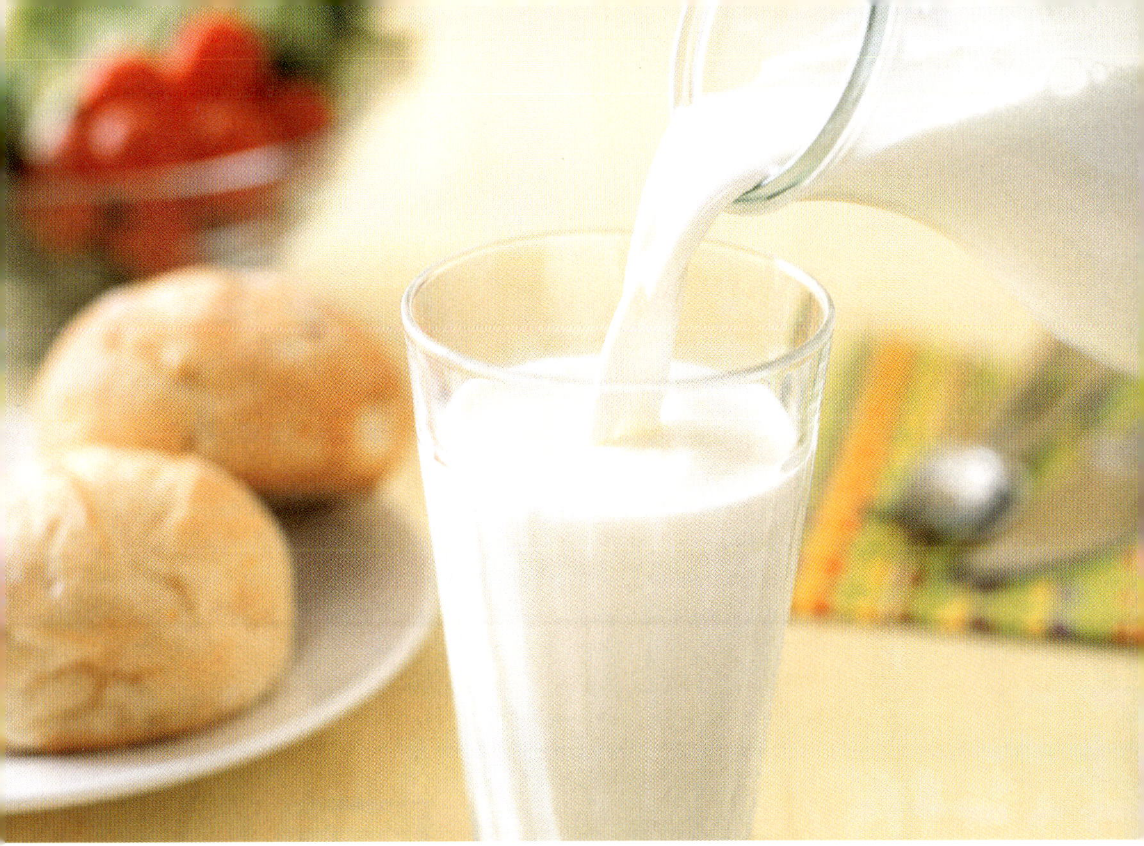

Ein Wort zur F. X. Mayr-Kur

Gesunde Ernährung ist heute in aller Munde – doch wird dabei oft vergessen, dass eine gesunde Nahrung nur durch einen gesunden Darm verwertbar ist. Die Nahrungsmittel, die Sie essen, können noch so hochwertig sein, doch nützt dies alles nichts, wenn Ihr Verdauungssystem dadurch überfordert ist.
Franz Xaver Mayr formulierte es so: **Ernährung = Nahrung x Verdauungskraft.** Eine ungesunde Lebens- und Ernährungsweise, aber auch die zunehmende **Schadstoffbelastung** durch unsere Umwelt überfordern in vielen Fällen die Leistungsfähigkeit des Darmes. Deshalb muss dieses für den gesamten menschlichen Organismus so wichtige Organ bei seiner **Ausscheidungs- und Entgiftungsarbeit** unterstützt werden, damit es wieder funktionsfähig werden und somit Gesundheit und Wohlbefinden gewährleisten kann.

Gestörte Verdauung als Ursache vieler Erkrankungen

Gesundheit, körperliche und geistige Leistungsfähigkeit, aber auch das äußere Erscheinungsbild sind nicht so sehr eine Frage des Alters, sondern hängen untrennbar mit unserem Verdauungssystem zusammen. Diese Zusammenhänge wurden erstmals von dem österreichischen Arzt F. X. Mayr (1875–1965) erforscht und wissenschaftlich fundiert. Mayr war durch **seine Arbeit als Kurarzt** mit zahlreichen Patienten und durch Beobachtung zu dem Schluss gekommen, dass kaum mehr jemand einen völlig gesunden Verdauungsapparat hat – auch wenn die Beschwerden nicht immer offenkundig sind. Seine These, wonach die meisten Krankheiten durch eine gestörte Verdauung verursacht würden, fand er immer wieder bestätigt, da zahlreiche Krankheitssymptome, die auf den ersten Blick gar nichts mit dem Darm zu tun hatten, oft umgehend nach der Behandlung des kranken Verdauungssystems verschwanden. Doch ist es vor allem auch Mayrs Verdienst, bereits im Vorfeld von Krankheiten eine **frühe Diagnostik** entwickelt zu haben, mit der sich auf einfache und ganz natürliche Weise Krankheiten effektiv verhindern lassen (Mayrs

Durch F. X. Mayrs »Diagnostik der Gesundheit« lassen sich zahlreiche Erkrankungen vermeiden – und das ganz ohne den Einsatz von Medikamenten.

»Diagnostik der Gesundheit«). Denn Krankheiten entstehen nie über Nacht, sondern sie entwickeln sich still und schleichend über längere Zeiträume. Kein Mensch ist nach Mayr so gesund, wie er sein könnte. Es liegt jedoch ganz in Ihrer Hand, darauf **rechtzeitig Einfluss zu nehmen**: Denn je früher gesundheitliche Schäden erkannt werden und gegen sie vorgegangen wird, desto größer ist die Chance, die Gesundheit wieder völlig herzustellen und ernste Krankheiten überhaupt zu vermeiden.

Fasten erübrigt sich durch richtige Ernährung

Es ist F. X. Mayrs großes Verdienst, mit der Milch-Semmel-Kur eine Schonkost und Heilnahrung als Therapieform gefunden zu haben, die es jedem Einzelnen erlaubt, diese in seinen gewohnten Alltag zu integrieren und auch für längere Zeit durchzuführen. Ein großer Vorteil des Gesundheitsmodells nach Mayr ist, dass es den Menschen in die Lage versetzt, seine **individuellen Bedürfnisse kennen zu lernen** und darauf Rücksicht zu nehmen. Mayrs grundlegende Erkenntnis war, dass man den Menschen im Grunde nicht das Fasten, sondern das richtige Essen lehren müsse.

Bad Feilnbach, im Herbst 2005

Dr. Robert M. Bachmann

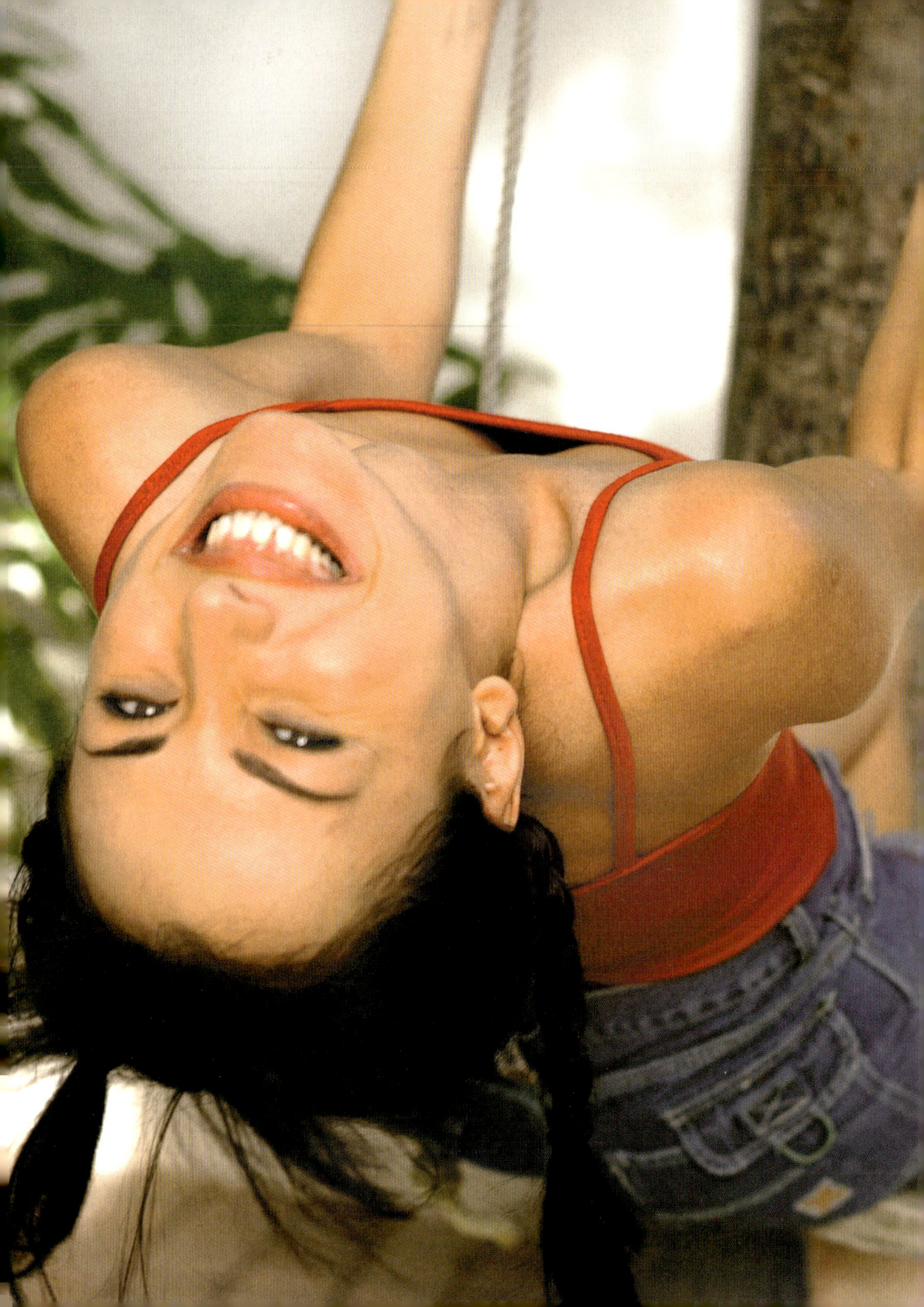

Grundlagen der F. X. Mayr-Kur

Der Eigenvergiftung des Körpers entgegenwirken

Die Schadstoffbelastung durch die Umwelt ist immer noch geringer als die meist hausgemachte Vergiftung in unserer Innenwelt: Eine falsche Lebens- und Ernährungsweise sowie Genuss-, Sucht- und Arzneimittel lassen die **»Mülldeponien«** in den Organen und Geweben stetig anwachsen, verschlechtern den Zustand der Körpersäfte und vergiften so den gesamten Organismus. Darunter leidet ganz besonders auch die Verdauung. Ein kranker Verdauungsapparat aber verliert seine Selbstreinigungsfunktion und wird zur größten Vergiftungsquelle des Körpers.

»Die im kranken Darm entstandenen Gifte sind es nachweisbar, die den Menschen krank, vorzeitig alt und häßlich machen.«

F. X. Mayr

Warum fasten mit der Mayr-Kur?

Unser Körper besitzt von Natur aus ein großes Selbstreinigungsvermögen und ist eigentlich pausenlos damit beschäftigt, anfallenden »Müll« auszuscheiden. **Abfallstoffe und Gifte** verlassen den Körper vor allem auf vier Wegen: mit dem Stuhl über den Darm, mit der Ausatmungsluft über die Lunge, mit dem Harn über die Nieren und mit dem Schweiß über die Haut und die Schleimhäute.

Die Ausscheidungsorgane können ihre Aufgaben jedoch nur optimal erfüllen, wenn sie gesund sind. Sind sie hingegen chronisch überfordert, häuft sich immer mehr Müll in Form von »Schlacken« an, wodurch im Laufe der Zeit auch die übrigen Körperfunktionen und schließlich der ganze Organismus blockiert werden.

Der »verschlackte« Mensch

Von allen schädlichen Einflüssen, die den Zustand von Verdauungs- und Körpersäften verschlechtern, kommt den Darmgiften die größte Bedeutung zu. Diese entstehen hauptsächlich durch Fehl- und Überernährung und eine dadurch bedingte Speisenzersetzung. Der Darm wird so zum Vergiftungsherd für den ganzen Körper und damit nach

Ansicht F. X. Mayr auch zur Ursache zahlreicher Erkrankungen und vorzeitigen Alterns.

Ständige **Fehlernährung**, zu häufiges, üppiges und hastiges Essen, aber auch ein **unzureichendes Kauen** und Einspeicheln der Nahrung überfordern den Verdauungsapparat auf Dauer. Er wird müde und arbeitet immer langsamer, so dass in der Folge die Nahrung nur noch mangelhaft verstoffwechselt werden kann. Doch es kommt noch schlimmer: Die halb verdauten Speisereste bleiben im Darmkanal liegen und werden dort durch das 37 °C warme, feuchte Klima zersetzt – je nach Art des Nahrungsmittels werden sie vergoren (Kohlenhydrate) oder faulen (Eiweiße) –, wobei diese Gärungs- und

Hastig hinuntergeschlungenes und nicht gut durchgekautes Essen muss der Verdauungsapparat mit viel Mühe zersetzen.

Candida-Mykose durch Hefepilze

Hefepilze und ihre Sporen befinden sich überall und lassen sich auch beinahe regelmäßig im menschlichen Darm nachweisen. Ein gesunder Körper ist gegen sie gewappnet.

- Die Candida-Mykose des Darms soll zu verschiedensten Krankheitsbildern führen. Dabei beruht die Diagnose meist lediglich auf dem Nachweis der Sprosspilze im Kot bei gleichzeitig bestehenden Allgemeinbeschwerden.
- Die Candida-Mykose ist aber keine Krankheit, sondern ein Symptom eines gestörten Gleichgewichtes im Darm oder Stoffwechsel. Sehr häufig sind Pilzinfektionen z. B. bei Zuckerkranken, deren Stoffwechsel nicht im Gleichgewicht ist.
- Die Symptome, die der Hefepilzbesiedelung zugerechnet werden, betreffen das gestörte Terrain im Darm bzw. den aus dem Gleichgewicht geratenen Stoffwechsel. Eine Behandlung mit Antipilzmedikamenten eliminiert zwar meist rasch die Pilze aus dem Stuhl, es dauert in der Regel aber nicht lange, bis sowohl die Symptome wieder aufflammen als auch die Pilze wieder nachweisbar werden.
- Eine tief greifende und vor allem dauerhafte Besserung ist daher nur durch eine Sanierung des gesamten Darmtraktes erreichbar, wie sie die Mayr-Kur bietet.

Fäulnisgifte als »jauchige Substanzen« (F. X. Mayr) ins Blut übergehen und den gesamten Organismus überfluten. Die zersetzten Speiseteile können aber auch verkrusten und sich an der Darmwand und in deren Ausbuchtungen festsetzen, weshalb der Darminhalt oft nur noch in der Mitte des »Rohres« fließt. Unter dem Einfluss von **Bakterien** zersetzen sich die Randschichten und können ihrerseits wieder Giftstoffe ins Blut abgeben. Zusätzlich dienen sie schädlichen Mikroben als Brutstätte, wodurch auch einer bakteriellen Fehl- oder Pilzbesiedelung (»Candida-Mykose«) des Darmes Vorschub geleistet wird.

Der weitere Nahrungsabbau wird dadurch erheblich gestört, die Nahrungsreste verbleiben noch länger im Darm – ein Teufelskreis entsteht, der nur durch eine Darmreinigung wieder behoben werden kann.

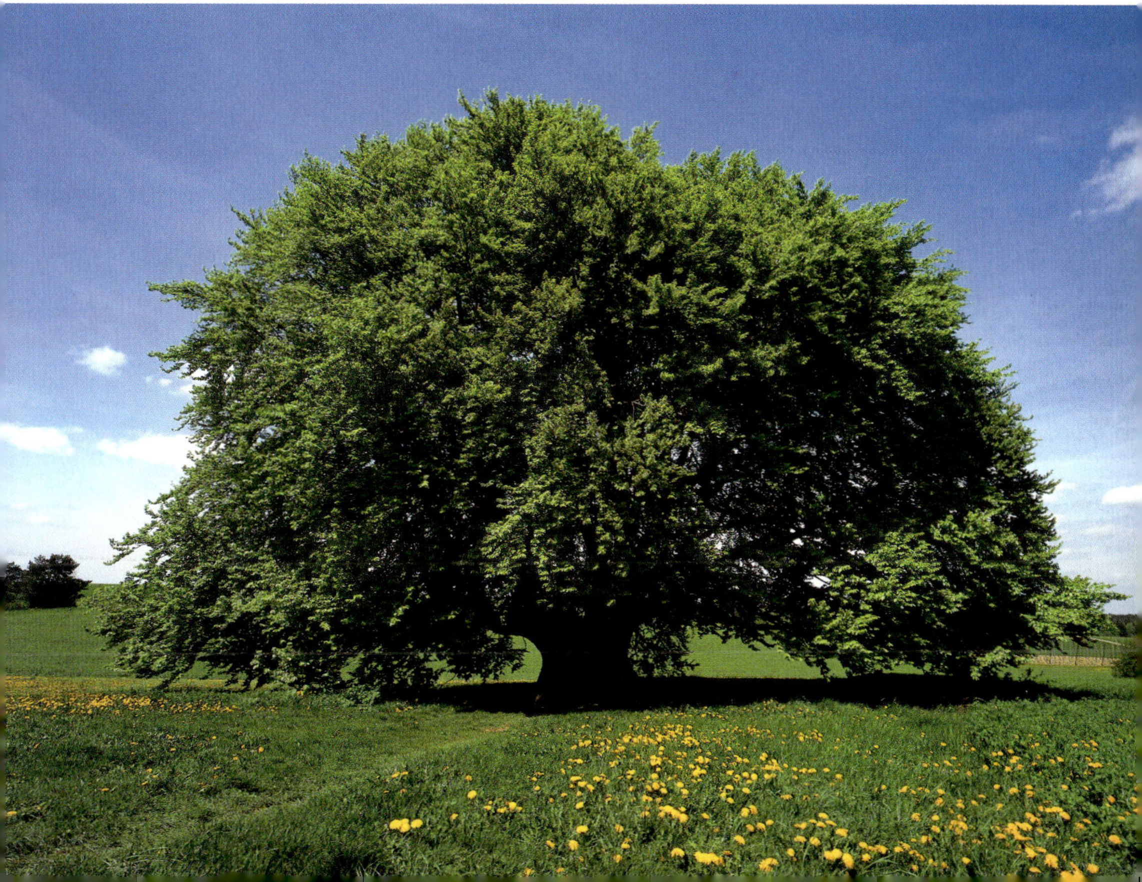

Gesunder Baum dank starker Wurzeln – gesunder Mensch dank eines gesunden Darms.

Der Darm – die Wurzel des Körpers

Der Organismus braucht unablässig lebensnotwendige Energie in Form von Nährstoffen und Sauerstoff – der Organismus kann ohne Sauerstoff drei Minuten, ohne Flüssigkeit drei Tage und ohne feste Nahrung 30 Tage überleben. Die Nahrung wird vom Verdauungsapparat in ihre Bestandteile zerlegt und über die Schleimhaut des Magen-Darm-Traktes resorbiert. Die Nährstoffe treten ins Blut über, gelangen über die Pfortader zur Leber und von dort aus zu **sämtlichen Körperzellen**. Mayr verglich den Darm deshalb mit den Wurzeln eines Baumes: So wie die Wurzeln saugt auch der Darm die für den Körper geeigneten Stoffe aus dem Nahrungsbrei auf. Umgekehrt aber, so Mayrs Beobachtung, kann ein kranker Darm den Körper durch dessen Zersetzungsprodukte vergiften.
Wie aber funktioniert nun eine gesunde, »normale« Verdauung, und in welcher Weise weicht die gestörte Verdauung davon ab?

Die gesunde Verdauung

Die Verdauung ist ein sehr komplexer und vielschichtiger Vorgang. Für ein reibungsloses Zusammenspiel sind übergeordnete Schaltstellen notwendig, die die unzähligen Abläufe sinnvoll steuern. Der gesamte Verdauungsapparat ist ungefähr sieben bis acht Meter lang. Er beginnt mit der Mundhöhle, deren Aufgabe es ist, die Nahrung zu zerkleinern und einzuspeicheln.

Zur wichtigen, doch immer wieder unterschätzten Bedeutung des Einspeichelns, vor allem auch im Rahmen der Mayr-Kur, siehe Seite 54.

Der Magen setzt das Zerkleinern und Verflüssigen der Nahrung fort und gibt den Speisebrei portionsweise an den Dünndarm ab. Die Muskeln der Magen- und Darmwand kneten und vermischen, verflüssigen und verteilen den Speisebrei und schließen die Nahrung auf, damit sie den Zellen in geeigneter Form als Energie zur Verfügung stehen kann. Außerdem sorgt der Dünndarm dafür, dass die Nährstoffe ins Blut und in die Lymphbahnen gelangen, um auf diesem Weg auch alle Organe zu versorgen.

Ein gesunder Darm hat wenig Arbeit

Beim darmgesunden Menschen hat der Dickdarm relativ wenig Arbeit zu verrichten, da der dort angelangte Brei im Normalfall inzwischen nur noch unverdauliche Substanzen und Pflanzenfaserstoffe enthält, die dann von einer **gesunden Bakterienflora** aufgeschlossen werden. Im Dickdarm wird dem Nahrungsbrei aber auch Flüssigkeit entzogen – und zwar ganze sieben Liter (er wird dort richtig »eingedickt«). Mit dieser Flüssigkeit werden dem menschlichen Körper zahlreiche wasserlösliche Mineralstoffe zurückgeführt, darunter Kalium, Magnesium und Natrium.

Verdauungskontrolle – ein einfacher Selbsttest

Testen Sie selbst, wie lange der Nahrungsbrei in Ihrem Darm unterwegs ist: Essen Sie dazu mittags reichlich gekochten Spinat und (nicht zu spät) abends eine helle Speise (eine Mehlspeise oder Weißbrot mit Butter und Quark). Sobald diese Speise den Verdauungs-Trakt durchlaufen hat, werden Sie einen grün gefärbten und zugleich hellen Stuhl haben. Sollten allerdings mehr als 18 Stunden seit dieser Mahlzeit vergangen sein, ohne dass Sie bereits diesen aufhellenden Stuhlgang beobachten konnten, liegt vermutlich eine Verdauungsstörung vor.

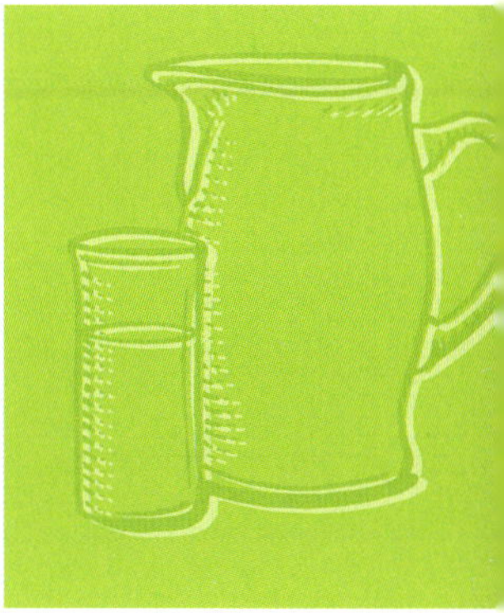

Eine gesunde Verdauung besorgt das Mischen und Fortbewegen des Nahrungsbreis und die Absonderung der Verdauungssäfte zügig, so dass der Darminhalt durch die Bewegung des Muskelschlauches nicht zu lange in den einzelnen Darmabschnitten verweilen kann. »Normal« ist eine Stuhlfrequenz von zweimal die Woche bis zweimal pro Tag. Im Idealfall werden mit dem Stuhl am Morgen die Reste des Mittagessens des vorhergehenden Tages ausgeschieden.

Jeder Abschnitt des Verdauungskanals ist nur so lange tätig, solange sich auch Inhalt in ihm befindet. Nach getaner Arbeit reinigen sich die einzelnen Verdauungsabschnitte von selbst – sie machen, so Mayr, wenn sie vollkommen frei von Speisen sind, »Toilette«.

Ein Zeichen für einen guten Stuhlgang ist, dass man nur wenig Toilettenpapier benötigt – normaler Stuhl hinterlässt keine Spuren.

Diese Selbstreinigung ist eine Eigenschaft des gesunden Verdauungsapparates. Normaler Stuhl hinterlässt keine Spuren und riecht auch wenig, weil er durch eine feine Gleitschicht abgeschlossen ist.

Mayr brachte einmal ein gesamtes Ärztekollegium in Verlegenheit mit der unvermittelten Frage: »Sagen Sie mir, wie viel Blatt Toilettenpapier Sie benötigen, und ich sage Ihnen, wie gesund Ihr Darm ist.«

Die gestörte Verdauung

Bei den Störungen des Verdauungsapparates werden vor allem zwei Arten unterschieden: die zu schnelle und die zu träge Verdauung. Im ersten Fall wird die Nahrung nicht ausreichend gekaut und eingespeichelt, so dass zu große Nahrungsbrocken in den Magen gelangen. Dadurch wird der Magen zu erheblicher Mehrarbeit gezwungen, wodurch er früher oder später ermüdet und seine Tätigkeit zeitweilig sogar ganz einstellen kann. Unangenehm bemerkbar macht sich das dann in **Symptomen** wie saurem Aufstoßen und Sodbrennen, Völlegefühl,

Darmkranke verlangen nach immer mehr Reizen

Da die Empfindsamkeit der Darmschleimhaut stark herabgesetzt ist, verlangen Darmkranke scheinbar paradoxerweise nach immer neuen, die Darmnerven künstlich anregenden Reizmitteln wie scharfen Gewürzen, schwarzem Kaffee oder vermeintlich verdauungsfördernden Alkoholika. »Charakteristisch« für solche Magen- und Darmkranke – und dies gilt auch für die Untergewichtigen – ist es deshalb nach Mayr, »dass sie nicht nur alles, die unglaublichsten Gerichte durcheinander, ohne besondere Beschwerden essen können«, sondern »dass sie auch nicht satt werden«: »Sie können immer und unglaubliche Mengen essen und sie essen auch immer.«

Appetitlosigkeit, Oberbauchbeschwerden oder Blähungen. Die Nahrungsbrocken bleiben dann zu lange liegen und beginnen zu gären bzw. zu faulen. Die halb verdauten und zersetzten Nahrungsbrocken gelangen schließlich in den Dünndarm, der daraufhin versucht, sich dieses Inhalts schnellstmöglich zu entledigen.

Seine Arbeit ist deshalb nur sehr oberflächlich, so dass die zahlreichen nicht verdauten, nur unzureichend aufgeschlossenen und zersetzten Nahrungsbestandteile nun in den Dickdarm gelangen; doch auch dieser trachtet danach, den zweifelhaften Inhalt so schnell wie möglich wieder loszuwerden.

Ein hektischer Darm wird leicht träge

Und da sich der Dickdarm deshalb auch nicht die nötige Zeit nimmt, den flüssigen Speisebrei einzudicken, entstehen als Folge schleimige, übel riechende Durchfälle. Die sich dabei bildenden scharfen Substanzen reizen zudem die Darmschleimhaut, was sich vor allem in schmerzhaften Krämpfen und Koliken bemerkbar machen kann. Aber auch hinter Rücken- oder Kreuzschmerzen steckt häufig ein solcher **»Reizdarm«** als die meist verkannte, aber eigentliche Ursache der Beschwerden. Durch die unablässige Einwirkung dieser starken Reize aber stumpfen die sensiblen Nerven des Magen-Darm-Traktes allmählich ab – und diese Abstumpfung ebnet den Weg für die zweite Art von Verdauungsstörung, der Darmträgheit.

Der Darm dieser zweiten Gruppe von Magen- und Darmkranken gleicht, so Mayr, »einem müden, abgestumpften Arbeiter«, der sich nur mit Unlust an die Arbeit macht und diese auch nur träge und mangelhaft ausführt. Noch bevor die Arbeit ganz erledigt ist, setzt er sich schon zur Ruhe, und an ein »Aufräumen der Werkstätte« ist nicht mehr zu denken.

Guter Nährboden für Pilze & Co.

Nimmt jedoch die Verdauungstätigkeit ab, so folgen daraus wiederum eine Zunahme von Fäulnis- und Gärungsprozessen im Darm sowie ein Wachstum von unerwünschten **Bakterien und Candida-Pilzen**, und damit gelangen wieder neue Zersetzungsprodukte in den gesamten Körper. Ein solch träger Darm ist jedoch nie leer: Reste haften an den Darmwänden, zersetzen sich, fördern das Wachstum schädlicher Bakterien und vermischen sich immer wieder mit dem neuen Speisebrei der folgenden Mahlzeiten.

Folgen der Zersetzungsvorgänge im Darm

Die zu lange Verweildauer des Darminhaltes führt zu Zersetzungsprodukten. Dadurch nehmen auch der Darminhalt sowie das Gewicht des

Chronische Verstopfung und Abführmittel – ein Teufelskreis

Abführmittel – teilweise auch pflanzliche – wirken darmreizend und zwingen die Muskulatur zu gesteigerter Tätigkeit.

- Diese künstliche Stimulation führt jedoch zu einer noch schnelleren Ermüdung der Darmmuskulatur. Das Abführmittel muss deshalb immer höher dosiert werden – ein Teufelskreis entsteht. Der Darm wird wie ein müder Gaul zu immer höherer Leistung angepeitscht, bis er schließlich völlig erschöpft ist.
- Erschwerend kommt hinzu, dass die meisten Abführmittel den Kaliumspiegel senken. Kaliumarmut aber führt wiederum zu Muskelschwäche, was die muskuläre Darmwand weiter erschlaffen lässt.
- Dabei könnte in vielen Fällen ein einfaches Mittel helfen: Oft wird nämlich vergessen, dass der Darm für den Verdauungsvorgang reichlich Wasser benötigt, um die Nahrung zu verflüssigen und gleitfähig zu machen. Bei Wassermangel jedoch werden das Aufschließen, die Durchmischung und der Weitertransport der Nahrung (die »Darmperistaltik«) verlangsamt.
- Deshalb sollte darauf geachtet werden, erst eine Stunde nach der Mahlzeit ausreichend Wasser zu trinken – wichtig, damit die Verdauungssäfte unverdünnt ihre Arbeit verrichten können.

darmumgebenden Gewebes zu, denn es kommt dort zur Einlagerung von Flüssigkeit in die Schleimhäute: Die Lymphe wird nur noch unvollständig abtransportiert, weil die **Lymphgefäße** und Venen durch den erhöhten Druck richtiggehend stranguliert werden. Durch das erhöhte Darmvolumen und die vermehrte Einlagerung von Flüssigkeit aber wird der Darm schwerer und schwerer. Die Bauchmuskulatur kann nicht sehr lange dagegenhalten, so dass die Last des Darmes und der umgebenden Gewebe schließlich nach unten sinkt. Der Bauch ist dann nicht mehr schön flach, sondern er wölbt sich – bei Gärung oberhalb des Bauchnabels, bei Fäulnis unterhalb des Nabels – nach vorn: Unzureichend verdaute kohlenhydrathaltige Nahrung gärt und eiweißhaltige Nahrung fällt der Fäulnis

Trinken ist wichtig für die Darmperistaltik. Achten Sie deshalb immer auf eine ausreichende Trinkmenge zwischen den Mahlzeiten.

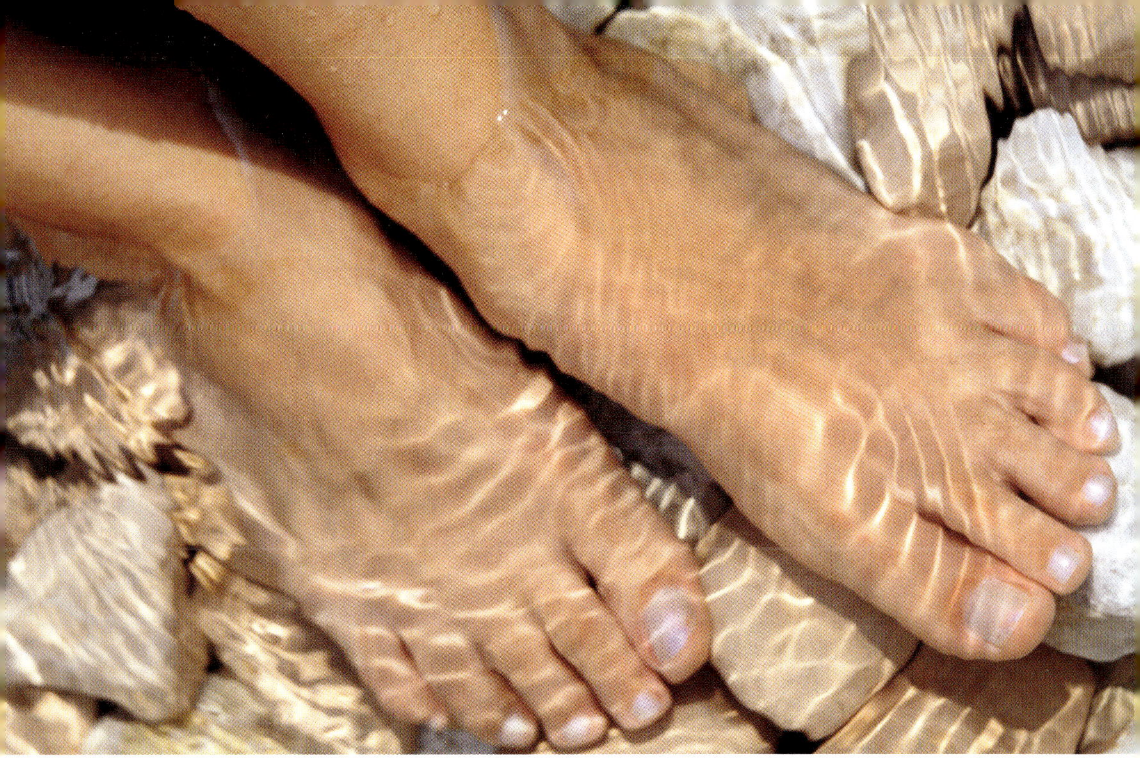

anheim. Durch beide Prozesse entstehen Gase, die den Darm auftreiben und zu Unwohlsein führen.

Selbst Schmerzen in den Beinen können Anzeichen einer gestörten Verdauung sein.

Verspannungen – auch eine Folge von »Verschlackungen«

Die vermehrt auftretenden Giftstoffe werden zudem, wenn sie von den überlasteten Entgiftungsorganen nicht ausgeschieden werden können, im Körper deponiert. Die sichtbarsten und vor allem spürbaren »Verschlackungsfolgen« sind die so genannten Myogelosen (Myo = Muskel; Gelose = Verhärtung). Dies sind Gewebebezirke, die durch unzureichende Entsorgung von Säuren verhärtet sind. Dass diese Verhärtungen nicht allein durch Verspannungen, z. B. im **Nacken**, zu erklären sind, wird vor allem während des Fastens deutlich, da weichteilrheumatische Beschwerden dann oft, unterstützt durch Massage und Lymphdrainage, sehr schnell verschwinden.
Doch auch fettlösliche Stoffe und Eiweiße werden durch eine mangelhafte Entsorgung ins Zwischengewebe – hier vor allem in die Wände der Arterien – eingelagert, das sich so allmählich verdickt: Herzkranzgefäße etwa können auf diese Weise »verkalken«. Die so beeinträchtigte Durchblutung kann aber auch zu Herzschmerzen bis hin zu Infarkten oder zu Durchblutungsstörungen des Gehirns bis hin zum Schlaganfall führen.

Muskelkater durch Milchsäure

Ein weiteres Stoffwechselendprodukt, das in zu hoher Konzentration ebenfalls Schmerzen verursacht, ist die **Milchsäure**. Sie ist auch verantwortlich für Muskelkater – hier lagert sie sich vermehrt in der Muskulatur ab. Milchsäure entsteht, wenn dem Körper bei Muskelarbeit nicht genügend Sauerstoff zur Verfügung steht. Und dies geschieht noch schneller, wenn die Verdauung beeinträchtigt ist.

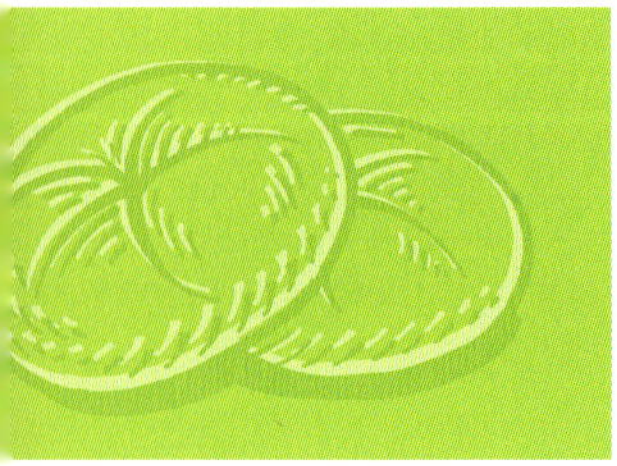

Gicht – eine Folge der Verschlackung

Harnsäure fällt, wenn die Konzentration im Blut ein bestimmtes Maß überschreitet, in Form von Kristallen aus. Diese Kristalle lagern sich in der Muskulatur (Myogelose, siehe Seite 17) und in den Schleimhäuten der Gelenkkapseln ab und führen dann zum typischen Gichtschmerz.

Auch läuft der Stoffwechsel wegen der gedrosselten Durchblutung in den feingliedrigeren Bereichen des Blutkreislaufes nur noch unvollständig ab. Das Blut wird dicker, und es bilden sich Säuren, die zusätzliche Schmerzen hervorrufen. So entsteht Harnsäure, die sich meist an den unpassendsten Stellen – etwa dem Großzehengelenk – ablagert und Beschwerden auslösen kann.

Die Säurebelastung wird heute zu einem zunehmenden Problem, das ebenfalls in engem Zusammenhang mit der Verdauung steht. Bei einem normalen Verdauungs- und Stoffwechselvorgang, der ja hauptsächlich der Energiegewinnung dient, entsteht die leicht flüchtige Kohlensäure, die der Körper problemlos über die Atemluft entsorgen kann. Läuft ein Stoffwechselvorgang aber **unter Ausschluss von Sauerstoff** ab, so fallen schwer flüchtige Säuren an, die kaum noch abzuatmen sind. Bei allen Vorgängen, die mit Schmerzen einhergehen, ist eine erhöhte Säurebelastung zu beobachten; auch bei allen Entzündungsvorgängen wird mehr Säure produziert. Abfallstoffe im Gewebe behindern so den Nähr- und Sauerstofftransport in die Zellen, indem sie die Strecke verlängern und den Weg versperren.

Der Zustand von Haut, Haaren, Fingernägeln und auch die Körperhaltung lassen Rückschlüsse auf das Vorliegen einer Verdauungsstörung zu.

Ausscheidung von Giftstoffen

Wenn unser größtes Ausscheidungsorgan, der Darm, in seiner Funktion gestört ist und sogar selbst zur Quelle von Stoffwechselgiften geworden ist, dann müssen die übrigen Ausscheidungsorgane durch den vermehrten Anstieg der Giftstoffe mit gesteigerter Intensität arbeiten. Lungen, Nieren, Haut und Schleimhäute scheiden nun auch solche Abfallprodukte aus, die ihren Weg eigentlich über den Darm nach außen finden sollten. Die **Ausatmungsluft** (Mundgeruch, vor allem am Morgen), ein trüber Urin, aber auch Hautausdünstungen in Form von übel riechenden Schweißen und entzündliche Hautpartien weisen deutlich auf die gesteigerten Ausscheidungsanstrengungen der jeweiligen Organe hin. Mit der Zeit werden jedoch auch diese überfordert, so dass sich der Körper immer weitere »Notausgänge« suchen muss, etwa über die Tränenflüssigkeit (häufige Bindehautentzündungen, verkrustete Augen am Morgen), vermehrte Schleimbildung, katarrhalische Ausscheidungen über die Schleimhäute, Durchfälle oder Harnflut.
Sind die **Selbstreinigungskräfte des Körpers** schließlich erschöpft, so treten Krankheiten auf, die jedoch meist aus Unkenntnis und aufgrund ihrer Fernwirkung nicht mit der Selbstvergiftung des Körpers durch einen kranken Darm in Zusammenhang gebracht werden. Dazu zählen unter anderem Kopfschmerzen und Migräne, Müdigkeit, Gelenkschmerzen, Herz- und Kreislaufbeschwerden, aber auch Reizbarkeit und Depressionen. Bleiben die **Gifte und Schlacken** im Körper über

So gelangt die Krankheit von den Körpersäften zur Zelle

Krankheiten entstehen zunächst im Bereich von Blut und Körpersäften (»humorales Krankheitsstadium«). Gelingt es dem Körper nicht, die Gifte auszuscheiden, so beginnt – zunächst meist immer noch schleichend – der Prozess der Verschlackung. Steigt der Giftpegel auch dann noch weiter, so tritt die Krankheit in das dritte, das »zelluläre« Stadium über: Die Gifte schädigen nun bereits geschwächte Organe und zerstören die Zellstruktur. Eine Rückbildung der Krankheit durch darmreinigende Maßnahmen ist hier zwar schwerer zu erzielen als im humoralen Stadium, aber trotzdem immer noch möglich.

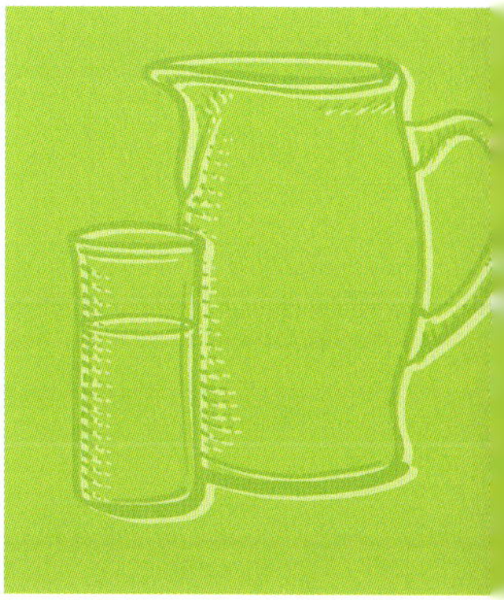

längere Zeit deponiert, so können langfristig auch Organe und deren Zellstrukturen geschädigt werden.

So können Sie die Entgiftung verbessern

Der Körper kann bei der Ausschwemmung der Gifte jedoch sehr sinnvoll unterstützt werden - durch alle reinigenden, die Ausleitung über die Haut, die Nieren, die Lunge, den Darm, aber auch die Psyche unterstützenden Maßnahmen sowie durch alle die Ausleitung beschleunigenden Anwendungen wie Schwitzen, warme Bäder, Wickel und Waschungen. Denn ein übermüdeter und erschöpfter Darm kann sich nur durch die vorübergehende Einstellung der Nahrungszufuhr wieder erholen. Die Säuberung des Darmes steht dabei an erster Stelle: Erst durch eine gründliche Reinigung kann er seiner Aufgabe, Nährstoffe ins Blut aufzunehmen, wieder gerecht werden.

Die positiven Nebenwirkungen des Fastens

Gleichzeitig mit der Darmreinigung findet auch eine Reinigung der Körpersäfte (Blut und Lymphe) statt, wodurch zugleich die Entgiftung des gesamten Organismus, aller Zellen und Gewebe angeregt wird. Der Körper wird dadurch wieder besser durchblutet und mit Nährstoffen und

Die drei »S« der Mayr-Kur

Eine Mayr-Kur ist eine Fastenkur, die den drei Prinzipien Mayrs – den drei »S« folgt:

- Schonung,
- Säuberung und
- Schulung.

In neuerer Zeit wurde dem noch ein viertes Prinzip – die Substitution, in Form der Zufuhr von Basen- und Vitalstoffen – hinzugefügt. Strenges Fasten oder Milch und Semmeln sind jedoch nicht unbedingt notwendiger Bestandteil der Mayr-Kur, denn der große Vorteil dieser Kur ist es, dass sie den Menschen in die Lage versetzt, auf seine individuellen Bedürfnisse Rücksicht zu nehmen, ja diese überhaupt erst kennen zu lernen.

Sauerstoff versorgt. Auch der Bauchraum wird messbar kleiner – und zwar bis zu einem Rippenwinkel von 30° (epigastrischer Winkel, siehe Seite 30) –, was wiederum positive Auswirkungen auf die Atmung hat. Und schließlich kann auch eine **gut durchblutete Leber** ihren Entgiftungsaufgaben wieder besser nachgehen: Eine zuvor noch vergrößerte, gestaute und deshalb Schwerstarbeit verrichtende Leber wird nach der Behandlung wesentlich kleiner sein. Nach einer Fastenzeit sind wir deutlich sensibler für Geschmack und Genuss und für das, was uns gut bekommt. Sie merken dann sehr deutlich, welche Nahrungsmittel Ihnen gut bekommen und welche Sie schlecht vertragen; deshalb ist jetzt auch die beste Zeit, krank machende Gewohnheiten abzuwerfen, um eine gesunde Lebenseinstellung zu erlangen. Auch das natürliche Sättigungsgefühl stellt sich wieder ein, so dass Aromen in maßvollen Dosierungen ganz neu genossen werden können, wo zuvor ein abgestumpfter Geschmackssinn nach immer stärkeren Geschmacksreizen verlangt hatte.

Die Gesichtshaut wird wieder straff und rosig, Augen und Mundwinkel wirken glatter – und dies unabhängig vom Alter.

Herrlich, wenn man den Geschmack reifer Erdbeeren wieder neu genießen kann!

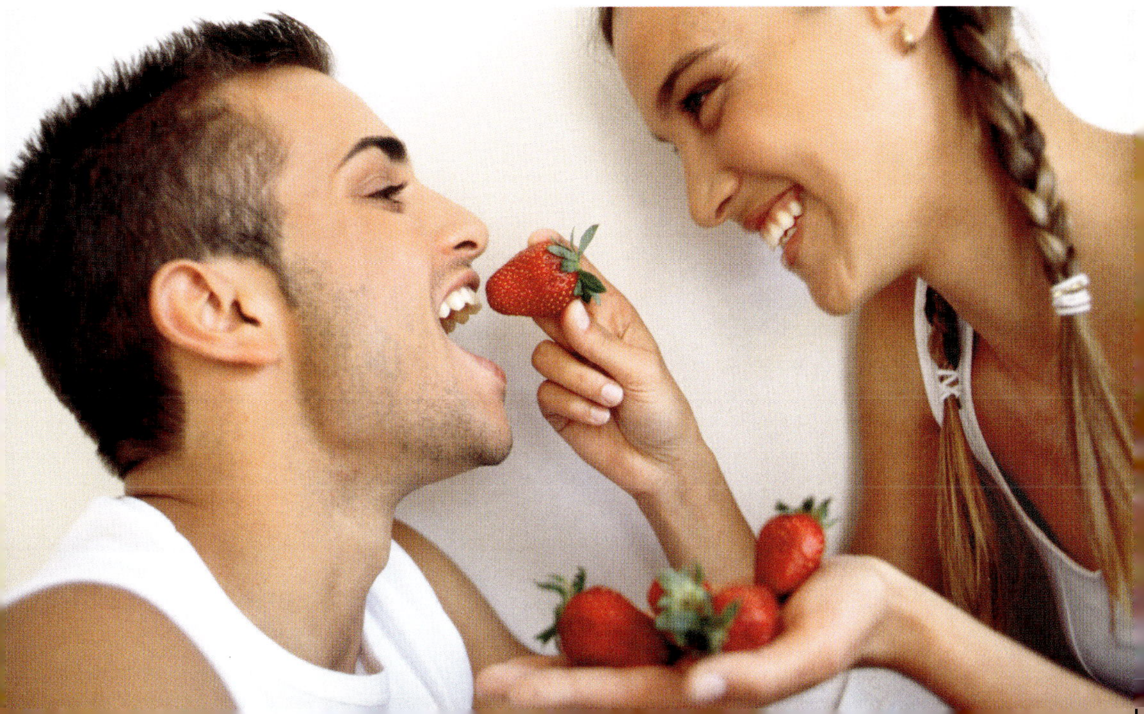

Fasten als Element der menschlichen Lebensweise

F. X. Mayr hat das Fasten zwar wissenschaftlich fundiert, aber nicht erfunden, denn bereits im Altertum wusste man, dass viele Krankheiten durch Fehlernährung verursacht werden. Für **Hippokrates**, den Urvater der abendländischen Medizin, war die Diätetik eine zentrale Heilmethode, da diese aus menschlichen Urbedürfnissen heraus entstanden ist. So zwingt uns der Körper manchmal auch zum Fasten, etwa durch Appetitlosigkeit bei Krankheit. Er signalisiert damit, dass er nun seine ganze Energie zur Beseitigung der akuten Störung benötigt.

Schlacken – (k)ein Mythos?!

Der »Verschlackung« wird in Teilen der Schulmedizin mit Skepsis begegnet, denn hier wird davon ausgegangen, dass alle Substanzen, die der Körper nicht verwerten kann, von Leber, Lunge und Nieren umgehend wieder ausgeschieden werden. Wer jedoch die bisweilen recht beeindruckende »Ausbeute« des Heilfastens in Form von Kotsteinen beachtlichen Ausmaßes, charakteristischen Speiseresten wie Kerngehäusen von Äpfeln oder auch Medikamentenkapseln gesehen hat, zweifelt nicht mehr an der Existenz von Stoffwechselschlacken.

Auch unser Organismus ist von Natur aus auf bestimmte Fasten-Zeiten eingestellt: Bereits im normalen Tagesrhythmus legt er jede Nacht eine »Verschnaufpause« von der anspruchsvollen Stoffwechselarbeit ein, so dass er auf Abbau und Ausscheidung umschalten kann. Aus dieser biologischen Fähigkeit haben sich nicht zuletzt auch die verschiedenen **Fasten-Kulturen** entwickelt, die weltweit betrieben werden. Durch die religiöse Bedeutungskomponente – die Fastenzeit gilt hier als eine besondere Zeit, in der wesentlich bewusster gelebt wird – wird das Fasten als Chance zur Regeneration der eigenen geistigen Kräfte und selbst zur »Neuordnung« des Lebens begriffen.
Das Fasten ist allerdings nur ein Teilaspekt der Mayr-Kur: Man muss, so Mayr, die Menschen nicht das Fasten, sondern im Grunde genommen wieder das richtige Essen lehren.

Zur Person – wer war F. X. Mayr?

Franz Xaver Mayr wurde am 28. November 1875 in Gröbming in der Steiermark geboren. Schon beim Viehhüten auf der elterlichen Alm machte er einige zunächst unbedeutend wirkende Beobachtungen, die für sein künftiges Wirken jedoch entscheidend werden sollten: So fiel ihm zum Beispiel auf, dass sich die Kühe auf der Alm, die in natürlicher Umgebung aufwuchsen und sich naturgemäß ernährten, beim Koten im Gegensatz zu jenen, die das ganze Jahr über im Stall standen, nicht mit Kot beschmutzten.
Mayr arbeitete schon während seines Medizinstudiums in einer Kurklinik bei Graz. Dort massierte er den Leib der zahlreichen Patienten, die Hilfe wegen Verstopfung suchten.

Der Darm als Schlüssel zur Gesundheit

Mayr wollte sich intensiver mit dem Thema gesunder und kranker Darm befassen, musste jedoch feststellen, dass es dazu kaum brauchbare Literatur gab. Daher begann er, die **Patienten** bei der Untersuchung sorgfältig zu beobachten. 1903 übernahm er die Leitung eines Kurhauses im damaligen österreichischen Schlesien, und spätestens ab diesem Zeitpunkt war er zu der Überzeugung gelangt, dass kaum mehr jemand über einen wirklich gesunden Verdauungsapparat verfüge – auch wenn er damit keine offenkundigen Beschwerden hat und sich auch nicht krank fühlt.

Die Geburtsstunde der Haltungstypen

Im Laufe seines Lebens entwickelte Mayr eine immer ausgefeiltere »Diagnostik der Gesundheit«, mit der er bereits früheste Beeinträchtigungen feststellen konnte, die, lange bevor im Blut Veränderungen nachweisbar sind, auftreten. Ihn interessierten dabei vor allem die äußere Form und Größe des Bauches, aber auch die Form des Brustkorbes, die Farbe und Spannkraft der Haut sowie die Beschaffenheit von Haaren und Fingernägeln. Die **verschiedenen Körperhaltungen** unterteilte er in die berühmt gewordenen Haltungstypologien, die ihm wesentliche Aufschlüsse über die jeweilige Art der Verdauungsstörung

Blättern Sie doch gleich einmal auf Seite 44 und schauen Sie, zu welchem Haltungstyp Sie zählen.

gaben (siehe Seite 44). Mayr thematisierte erstmals den Darm und wurde dafür von der Fachwelt zwar oft belächelt – gerade das Thema Verdauung war und ist immer noch mit einem Tabu behaftet –, doch machten ihn seine Behandlungserfolge schon bald international bekannt: So zählten etwa der damalige Vizekönig von Indien, Baron de Rothschild, Henry Ford oder der spätere Bundeskanzler Konrad Adenauer zu seinen prominenten Patienten.

1906 eröffnete Mayr im böhmischen Karlsbad eine Praxis, wo er seinen Patienten zunächst noch das salzhaltige Karlsbader Wasser zur gründlichen Darmreinigung verordnete. Das strenge Fasten als Heilmittel wandte er erst einige Jahre später an – wochenlang durften die Patienten dann keinen Bissen zu sich nehmen. Nach dem Zweiten Weltkrieg verließ Mayr Karlsbad und praktizierte bis 1955 in Wien. Und erst hier in der Großstadt musste er erkennen, dass das strenge Fasten den in der Hektik der Stadt und im **Berufsleben** stehenden Patienten auch überfordern kann. Deshalb entwickelte er eine sanftere Art der »Schonung« in Form seiner berühmt gewordenen Milch-Semmel-Diät. Hiermit ließen sich ebenfalls sehr gute Behandlungsergebnisse erzielen, auch wenn sich dadurch die Dauer der Behandlung verlängerte. Im Alter von 80 Jahren kehrte Mayr zurück in seinen Geburtsort Gröbming und widmete sich dort noch zehn Jahre aktiv der Weiterentwicklung seiner Lehre, bevor er am 21. September 1965 verstarb.

»Die Kost, die dem Schmied bekommt, die zerreißt den Schneider«
F. X. Mayr

Was ist an der Mayr-Kur heute anders?

Mayr sah also, dass das wochenlange strenge Fasten den berufstätigen Menschen überfordern kann. Er entwickelte deshalb eine Schonform seiner ursprünglich strengen Fastenkur, die Milch-Semmel-Diät, aus der sich mit der Zeit weitere mildere Diätformen – darunter die vom **Mayr-Schüler Erich Rauch** entwickelte »Milde Ableitungsdiät« – herausgebildet haben. Die Menschen der modernen Industriegesellschaften heute sind jedoch im Allgemeinen noch weniger widerstandsfähig und leiden noch mehr an Verdauungs- und Darmkrankheiten, so dass sie deshalb nicht mehr ohne Risiko wochenlang fasten könnten.

Der heutige Mensch – eine veränderte Lebenssituation

Täglich wirken Fremd- und Giftstoffe von außen auf den Menschen ein – wie Auto- und Fabrikabgase, Wohngifte oder Schwermetalle. Hinzu kommen noch ungesunde Lebens- und Ernährungsgewohnheiten, und vor allem die **Qualität der Lebensmittel** hat einen entscheidenden Einfluss auf unsere Gesundheit. Massentierhaltung, Antibiotikarückstände und Hormone, Rückstände von Pestiziden und chemischen Düngungsmitteln, Konservierungsmittel und sonstige Hilfs- und Farbstoffe, aber auch ein regelmäßiger Medikamentenmissbrauch stellen den Verdauungstrakt vor immer größere Herausforderungen. Auch undiszipliniertes, unmäßiges Essen, ein großer Verzehr von Süßigkeiten, hoher Kaffee- und Nikotinkonsum, lieb gewordene Gewohnheiten wie (all)abendliche Snacks vor dem Fernseher (»Fernsehmast«) sowie Essen aus Frust und Langeweile sind einer gesunden Verdauung mehr als abträglich. Eine **überwiegend sitzende Lebensweise**, Bewegungsmangel, zu wenig Luft und Licht und künstliche Lebenswelten tun schließlich ihr Übriges. Fertiggerichte und Geschmacksverstärker boomen, der Verzehr außer Haus nimmt immer weiter zu, Übergewicht wird zur ernsten Volkskrankheit – kurz, wir haben das Maß verloren für das, was uns bekommt.

Jede Veränderung beginnt mit dem ersten Schritt. Trinken Sie abends Kräutertee und entspannen sich mit stimmungsvoller Musik.

Diesbezügliche Ermahnungen stoßen jedoch meist auf taube Ohren – nur ungern sind die meisten von uns zu einer **Neuorientierung** in Richtung auf eine gesündere und natürlichere Lebensweise bereit. Warnsignale des Körpers werden oftmals als Unpässlichkeiten abgetan; und wenn sich dann schwerwiegendere Symptome und Krankheiten eingestellt haben, so werden diese noch immer nicht mit einen kranken Verdauungsapparat in Verbindung gebracht.

Die Kardinalfehler der Ernährung

Wenn der Verdauungstrakt nicht ordnungsgemäß arbeitet, dann liegt das an einer Überlastung. Diese Überlastung ist oft auch eine »hausgemachte« Folge der Kardinalfehler, die wir beim Essen im Allgemeinen begehen: Meist ist die zugeführte Kalorienmenge auch viel zu hoch und steht vor allem mit der jeweiligen körperlichen Betätigung in kei-

Häufige Ernährungsfehler: Wir essen ...

- zu viel und zu viel durcheinander (Essen über das Sättigungsgefühl hinaus),
- zu oft (Zwischenmahlzeiten, hier ein Häppchen, da ein Häppchen),
- zu hastig (die Mahlzeiten werden in Hektik und Nervosität und womöglich noch im Stehen hinuntergeschlungen),
- zu schwer (zu fett, Gebratenes, Gebackenes und Frittiertes, übermäßig viel Eiweiß, frisches Brot, schwer verdauliche Rohkost usw.),
- zur falschen Zeit und zu spät,
- zu sauer (Kaffee, Weißmehlprodukte, Zucker, Fleisch, Alkohol...),
- zu salzig,
- zu stark verarbeitete, gewürzte und gesalzene Lebensmittel (Fertigprodukte, Lebensmittelzusatzstoffe),
- zu trocken (zu wenig Flüssigkeit, schlecht gekaut),
- zu müde und zu spät (dann sind auch die Verdauungsorgane müde),
- unter Stress.

nem Verhältnis. Wenn der Darm durch die **ständige Überlastung** dann streikt und »träge« wird, so wird er dennoch wie ein alter, müder Gaul mit Abführmitteln angepeitscht. Die Maßnahmen zur Beseitigung der Darmträgheit fallen schließlich immer drakonischer aus, bis der Darm irgendwann einmal völlig erschöpft ist und aufgibt.

Hinzu kommt noch, dass in der Regel zu wenig und vor allem falsch getrunken wird, nämlich zu den Mahlzeiten: Die Nahrung wird nicht im Sinne von **Mayrs Esskultur** gut eingespeichelt und gekaut, sondern mit der Flüssigkeit einfach hinuntergespült. Zudem werden die Verdauungssäfte durch das Trinken noch verdünnt und können die Nahrung dann schlechter aufspalten. Ohne ausreichende Wasserzufuhr werden jedoch vermehrt Giftstoffe im ganzen Körper abgelagert. Es sollte deshalb so viel getrunken werden, dass zwei Liter hellen klaren Urins ausgeschieden werden. Besonders kohlensäurefreiem Wasser, gutem Leitungswasser, basischen Heilwässern und basischen Kräutertees sollte dabei der Vorzug gegeben werden.

Beim Essen sollten die Füße stets warm sein, weil der Verdauungssäftefluss dann ideal ist.

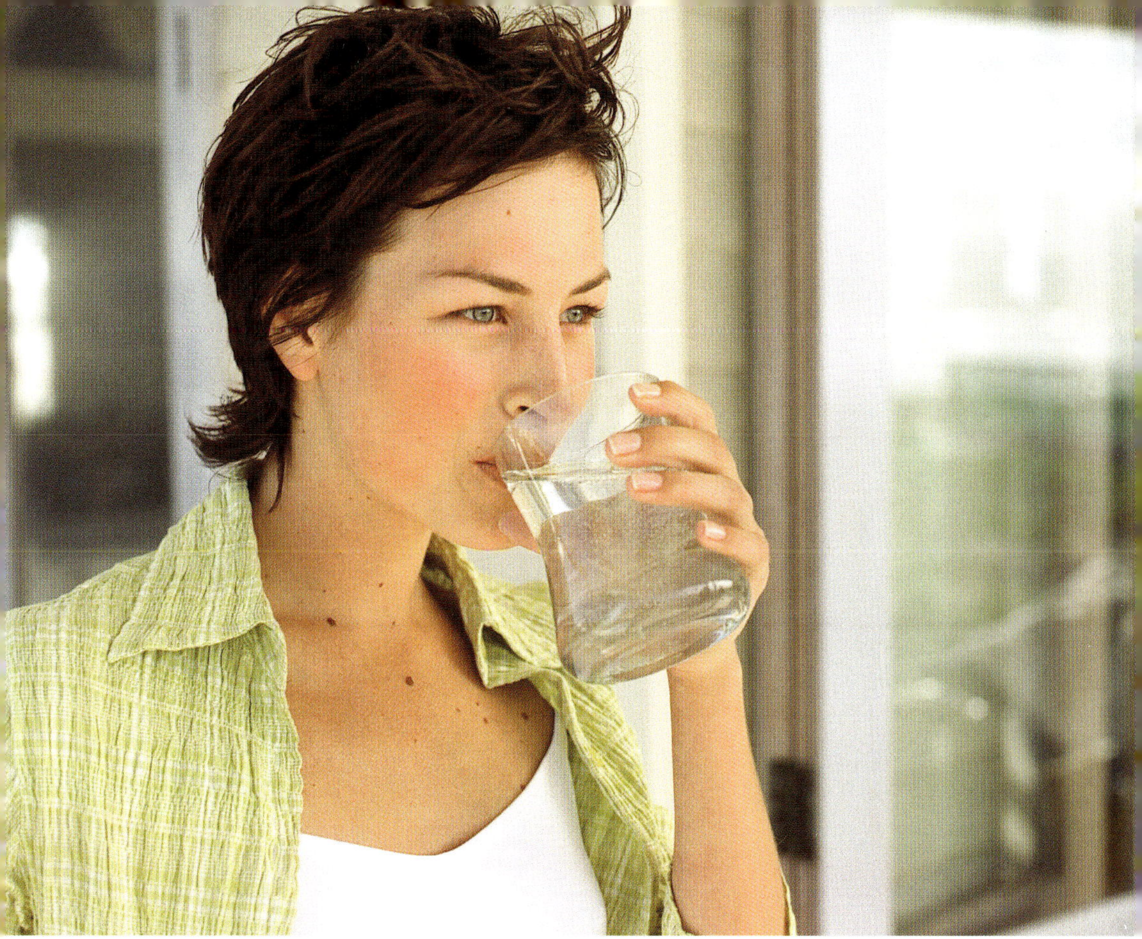

Wasser – das einfachste Heilmittel für Gesundheit und Schönheit, die von innen kommt.

Wer darf fasten?

Der Gesunde sollte einmal im Jahr entgiften und entschlacken durch Fasten, und auch die nur noch »Scheingesunden« – also alle, die sich nicht mehr so recht wohl fühlen. Bereits Erkrankte und Patienten, die regelmäßig Medikamente einnehmen, müssen eine Mayr-Kur stets unter ärztlicher Aufsicht, bei einem ausgebildeten Therapeuten oder in der Klinik machen.

Wenn Sie kürzlich erst eine akute Erkrankung durchgemacht oder eine stark eingeschränkte Leber- oder Nierenfunktion haben, an Diabetes Typ 1, an einer bösartigen **Erkrankung** oder an Depressionen leiden, dann sollten Sie vom Fasten Abstand nehmen. Auf eine natürliche Ernährung mit Vitalkost brauchen Sie deshalb aber nicht zu verzichten. Beratschlagen Sie mit Ihrem Arzt, wie Sie die Ernährungsumstellung am besten bewerkstelligen können. Immer mehr Kinder weisen bereits größere Verdauungsschäden auf, wofür falsche familiäre Ernährungsgewohnheiten, aber auch eine falsche Erziehung zu **Vielessern** (so genannten »*Power*-Schlingern«) verantwortlich sind. Gerade in diesem frühen Stadium aber kann eine Darmreinigung ernsten Folgeerkrankungen noch Einhalt gebieten. Die Umstellung auf eine gesunde Ernährung sollte daher rechtzeitig erfolgen.

Bei übergewichtigen Kindern ist eine Ernährungsumstellung der gesamten Familie wichtig.

Auch das allseits beliebte Fast Food fordert zum Hinunterschlingen geradezu heraus, allein schon durch die örtlichen Begebenheiten und durch die zum Kauen kaum animierende Konsistenz der Speisen.

Für wen ist Fasten sinnvoll?

Fasten dürfen alle, …

- die sich gesund fühlen,
- die nicht körperlich oder seelisch erschöpft sind,
- die nicht an Depressionen leiden,
- die keine Medikamente nehmen und die bei der Arbeit etwas kürzer treten können (ein Urlaub wäre natürlich ideal).

Nicht ohne ärztliche Aufsicht fasten dürfen alle, …

- die bereits krank sind,
- die Medikamente einnehmen,
- die schwanger sind oder stillen.

Die Entgiftung muss in diesen Fällen streng dosiert ablaufen, da erhebliche Mengen an Giftstoffen anfallen könnten.

Sind Sie ein Apfel- oder Birnentyp?

Mit einem einfachen Test können Sie feststellen, ob auch Sie zu den Risikokandidaten für das Wohlstandssyndrom gehören:
Wie ist Ihr Verhältnis von Taillen- zu Hüftumfang (engl. Waist to Hip Ratio, abgekürzt WHR)? Ob nämlich die **Fettpolster** ein Risiko für die Gesundheit darstellen, hängt auch davon ab, wo diese am Körper sit-

zen. Fett am Bauch beim so genannten »Apfeltyp« stellt ein größeres Risiko dar als die Fettpolster an Hüften und Oberschenkeln des »Birnentyps«. Messen Sie Ihren Taillen- und Hüftumfang im Stehen und berechnen Sie Ihren WHR nach der Formel:

$$\frac{\text{Taillenumfang (in cm)}}{\text{Hüftumfang (in cm)}}$$

Liegt Ihr WHR demnach über 0,85 (für Frauen) bzw. über 0,95 (für Männer), tragen Sie ein erhöhtes Risiko für eine Fettstoffwechselstörung.

Mit der richtigen Ernährung können Sie Erkrankungen vorbeugen.

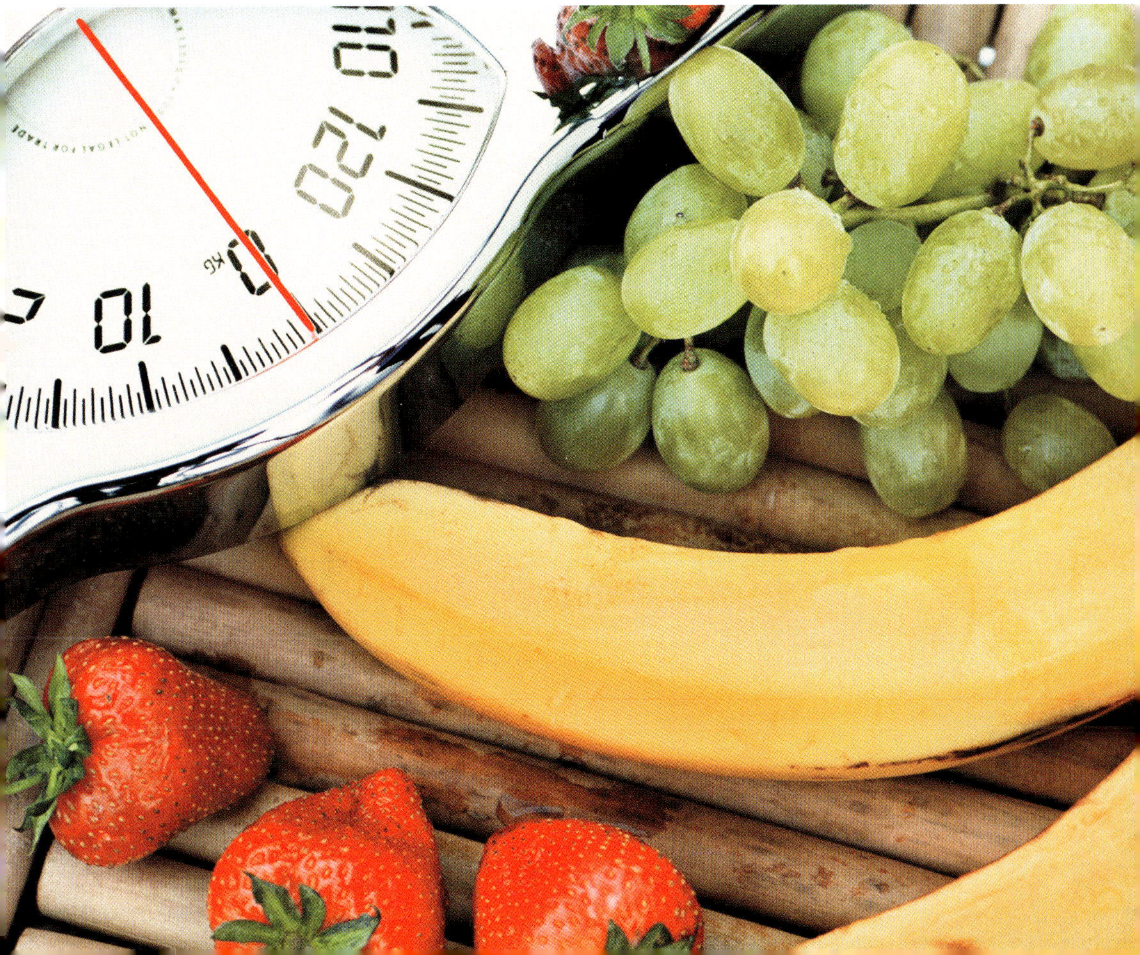

Die »Gesundheitsmaße« nach F. X. Mayr

Mayr beurteilte den Gesundheitszustand seiner Patienten nach zwei von ihm entwickelten »Gesundheitsmaßen« – der Brustbeinhöhe, kurz BBH, und dem »epigastrischen« oder Rippenbogenwinkel.

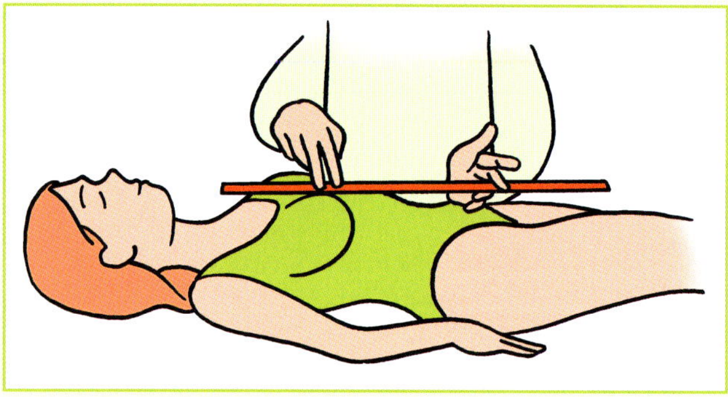

Die Brustbeinhöhe (BBH)

Die Achse des Brustbeinkörpers verläuft beim Gesunden parallel zur Körperachse. Daher berührt ein Lineal, das am Liegenden am Brustbeinkörper angelehnt wird, gerade den Schamberg. Veränderungen werden durch die Anzahl der Querfinger gemessen, die zwischen Schamberg und Lineal eingelegt werden können.

Das Idealmaß beträgt 0, was bedeutet, das Lineal berührt den Schamberg. Je stärker jedoch die Vorwölbung des Brustkorbes, desto größer die Brustbeinhöhe. Bei Verbesserung der krankhaften Bauchverhältnisse verkleinert sich die BBH entsprechend.

Der epigastrische Winkel

(Rippenbogenwinkel)

Legen Sie beide Daumen unterhalb des Brustbeins an. Bestimmen Sie den Grad des Winkels mithilfe eines Geodreiecks. Dieser Winkel sollte nicht mehr als 30° betragen. Werden die krankhaften Bauchverhältnisse verbessert, so tritt mit der daraus resultierenden Normalisierung der Form des Brustkorbes eine messbare Verkleinerung des epigastrischen Winkels ein.

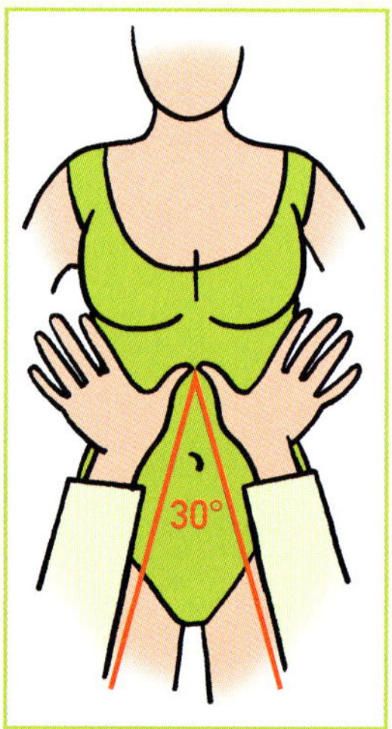

Formeln zur Bewertung des Körpergewichtes

Das Körpergewicht wird heute mit dem Körpermassenindex (Body-Mass-Index = BMI) bewertet. Dieser errechnet sich aus dem Körpergewicht (in kg) im Verhältnis zur Körpergröße (in m) zum Quadrat:

Der Körpermasse-Index (BMI)

$$\frac{\text{Körpergewicht (in Kilogramm)}}{\text{Körpergröße x Körpergröße (in Meter)}}$$

Beispiel:

Eine 1,65 m große Frau wiegt 62 Kilogramm.

BMI = 62 : (1,65 x 1,65) = 62 : 2,72 = 22,8

Die Frau hat einen BMI von 22,8 und ist somit normalgewichtig.

Auswertung BMI:

- **unter 18,5:** Untergewicht
- **18,6–24,9:** Normalgewicht
- **25–29,9:** Übergewicht
- **30–39,9:** Fettsucht (Adipositas)
- **über 40:** extreme Fettsucht

Der Broca-Index

Der Broca-Index ist toleranter als der BMI: Was bei ersterem noch als normalgewichtig gilt, fällt bei letzterem fast schon unter die Kategorie »Übergewicht«.

Das Normalgewicht nach Broca errechnet sich nach der Formel:

Körpergewicht in cm – 100

Eine weitere, strengere Formel nach Broca vermisst das »Idealgewicht«:

(Größe in cm – 100) – 10 %

Diagnose-Check nach F. X. Mayr

Wer sollte die Mayr-Kur machen? Überprüfen Sie Ihren Gesundheitsstatus anhand der folgenden Punkte

Diese Übersicht zeigt Ihnen das gesundheitliche Idealbild nach F. X. Mayr. Nach diesen Kriterien wird ein Mayr-Arzt Ihren Gesundheitsstatus überprüfen und mit Ihnen eine speziell auf Sie zugeschnittene Fastenkur entwickeln. Betrachten Sie diese Übersicht daher lediglich als Orientierung, die nicht die Diagnose durch einen speziell ausgebildeten Mayr-Arzt ersetzt.
Sollten Sie aufgrund einiger Abweichungen unsicher sein, können Sie hierzu einen Mayr-Arzt befragen. Genaueres zu Mayr-Ärzten erfahren Sie im Kapitel »Fasten als Medizin« (siehe Seite 114).

1 Brustbeinhöhe (siehe Seite 30)

Ideal

- ◆ 0

Abweichung

- ◇ größer als 0

2 Rippenbogenwinkel (siehe Seite 30)

Ideal

- ◆ 30 °

Abweichung

- ◇ größer als 30 °

3 Haltung (siehe Seite 44)

Ideal

- ◆ Normale Haltung

Abweichung

- ◇ Lässige Haltung
- ◇ Habachtstellung
- ◇ Entenhaltung
- ◇ Anlaufhaltung
- ◇ Sämannshaltung
- ◇ Großtrommelträger

4 Beschaffenheit und Farbe der Haut

Ideal

- ◆ rein und zart
- ◆ glatt und fest
- ◆ rosig und »wie frisch gewaschen«

Abweichung

- ◇ fett und grobporig
- ◇ gequollen
- ◇ Cellulite
- ◇ Akne
- ◇ trocken, rau und rissig
- ◇ Ekzem
- ◇ schlaff und faltig
- ◇ dünn
- ◇ Doppelkinn
- ◇ blass
- ◇ graufahl-schmutzig
- ◇ rot-blaurot
- ◇ gelblich-grünlich
- ◇ bräunlich-fleckig
- ◇ Ringe um die Augen
- ◇ sichtbare Äderchen

5 Haare

Ideal

- ◆ seidig glänzend

Abweichung

- ◇ fettig
- ◇ widerspenstig
- ◇ stumpf und glanzlos
- ◇ »staubiges« Aussehen
- ◇ struppig-spröde
- ◇ trocken
- ◇ schuppende Kopfhaut
- ◇ dünner werdendes Haar
- ◇ »Spliss« und abbrechende Haare
- ◇ Haarausfall

6 Fingernägel

Ideal

- ◆ kräftig und glatt
- ◆ glänzend
- ◆ Rosafärbung
- ◆ sichtbare weiße Monde

Abweichung

- ◇ dünn und brüchig
- ◇ reißen leicht ein
- ◇ Längs- oder Querrillen
- ◇ »Berge und Täler«
- ◇ weiße Flecken

7 Zunge

Ideal

- ◆ gleichmäßig rot
- ◆ ohne Belag

Abweichung

- ◇ belegt
- ◇ Zahneindrücke

8 Bauch

Ideal

- ◆ flach, mit Relief

Abweichung

- ◇ hart und verspannt
- ◇ hervortretend

9 Verdauung

Ideal

- ◆ 1-mal täglich bis 2–3-mal wöchentlich Stuhlgang
- ◆ Stuhl riecht nicht

Abweichung

- ◇ zu häufiger Stuhlgang
- ◇ Verstopfung
- ◇ Durchfall
- ◇ Blähungen
- ◇ Völlegefühl
- ◇ Neigung zu Gastritis
- ◇ Sodbrennen
- ◇ Stuhl riecht

10 Verbrauch an Toilettenpapier

Ideal

- ◆ gering

Abweichung

- ◇ hoch

11 Augen

Ideal

- ◆ klarer Blick
- ◆ glänzende Augen

Abweichung

- ◇ rote Augen
- ◇ trüber Blick
- ◇ Augenbrennen
- ◇ morgens oft verklebt
- ◇ vermehrt Tränenfluss

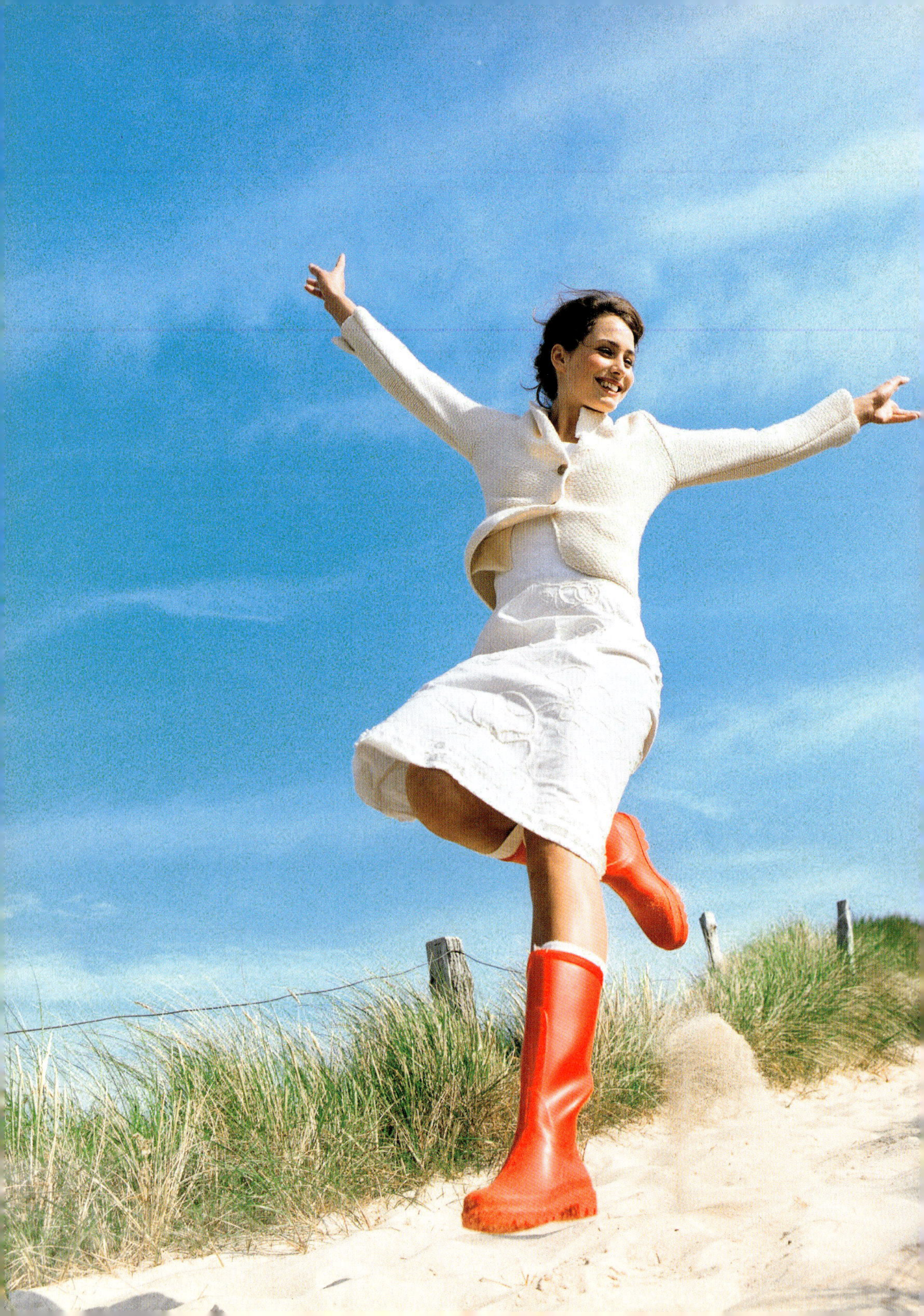

Die Mayr-Kur als Jungbrunnen

Mayrs Appell an die menschliche Eitelkeit

Um die zentrale Bedeutung eines gesunden Verdauungsapparates zu vermitteln und zu zeigen, »wie unendlich leicht, ungemein *billig* und *dankbar* es ist, den Verdauungsapparat wieder in Ordnung zu bringen und damit […] die Menschen wieder jung und in körperlicher, geistiger und geschlechtlicher Beziehung voll leistungsfähig und schaffensfreudig zu machen«, appellierte Mayr auch ganz gezielt an die Eitelkeit der Menschen. Denn die Verdauung nimmt nicht nur starken Einfluss auf unsere Gesundheit, sondern auch auf unser Äußeres.

Lassen Sie sich auf eine Mayr-Kur ein und entdecken Sie, wie viel Gesundheit und Wohlbefinden in Ihnen steckt.

Die Mayr-Kur lässt Pfunde purzeln

Die F. X. Mayr-Kur hat nichts mit einer herkömmlichen Schlankheitsdiät gemeinsam. Sie garantiert jedoch im Unterschied dazu einen dauerhaften Erfolg. Viele Diäten versprechen zwar eine schnelle Gewichtsabnahme, führen jedoch fast immer zum gegenteiligen Ergebnis – jeder kennt heute den Begriff »**Jo-Jo-Effekt**«. Ferner können viele Diäten sogar zu einem ernsten Gesundheitsrisiko (Rückvergiftungen,

Ist »schlank« immer »gesund«?

- Wer sich sein Idealgewicht durch jahrelange Fehlernährung sowie Kaffee und Zigaretten eingehandelt hat, wird sich kaum der besten Gesundheit rühmen können.
- Wer gering übergewichtig ist, sich jedoch regelmäßig sportlich betätigt, lebt gesünder als Schlanke und Untergewichtige, die keinen Sport treiben.
- Und neuere Untersuchungsergebnisse haben inzwischen bestätigt, dass Menschen – vor allem auch ältere – mit einem leichten Übergewicht länger und dazu noch gesünder leben, wenn keine weiteren Risikofaktoren vorliegen.

Mangelerscheinungen bis hin zu Essstörungen) werden. Außerdem ist ein Gewichtsverlust kein Indikator für den Verlust an »Fettmasse« oder einen Gewinn an Gesundheit.

Die F. X. Mayr-Kur hingegen wirkt langfristig, indem sie das Übel an der Wurzel packt: Ein chronisch überlasteter Verdauungsapparat wird durch Schonung, Säuberung und Schulung wieder funktionsfähig gemacht. Zudem reduzieren die neu erlernten Essregeln häufig auch nach einer Kur das Gewicht stetig. Ein wesentlicher Vorteil der Mayr-Kur ist, dass der Organismus in die Lage versetzt wird, **sinnvoll und individuell** zu steuern.

Wer jedoch viel Übergewicht mit sich herumschleppt, der kann bei der Mayr-Kur auch viel davon abladen. Anfangs verlieren Sie relativ schnell Gewicht, oft bis zu 1000 Gramm am Tag. Bei Männern stabilisiert sich der Verlust dann um 400–500 Gramm, bei Frauen um 200–300 Gramm

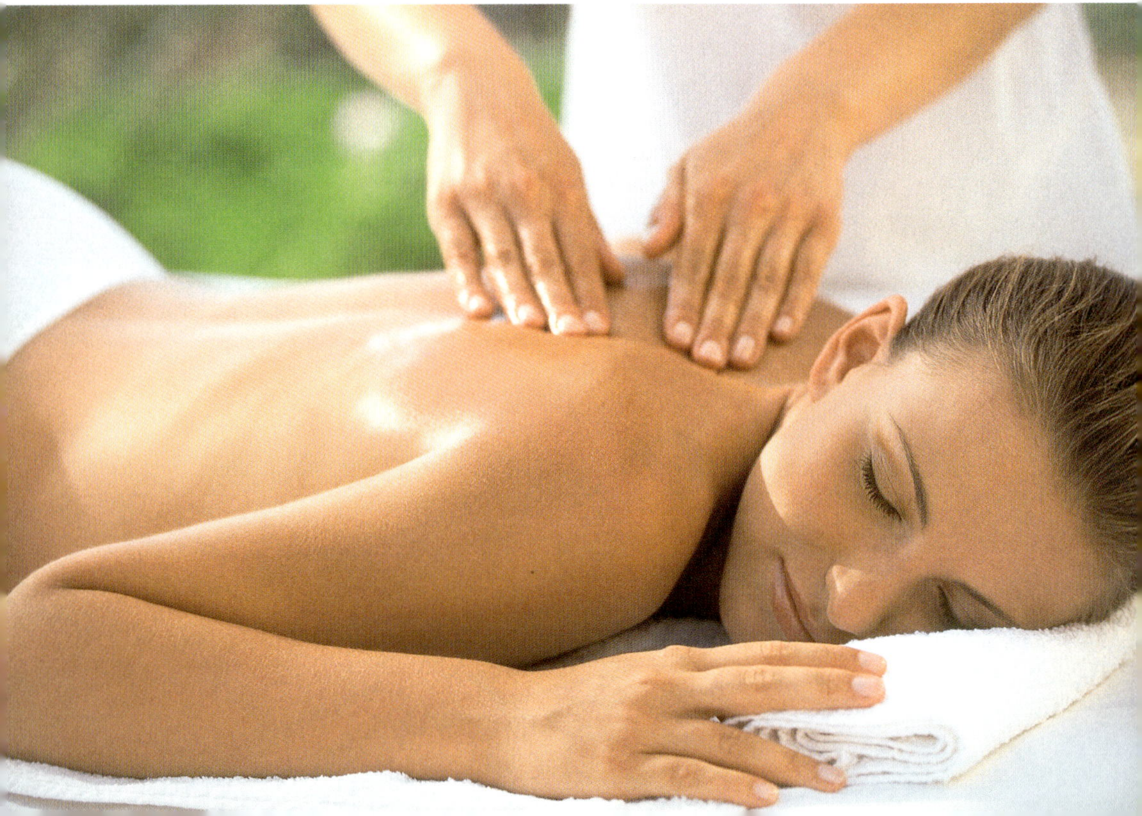

Gönnen Sie sich eine entspannende Massage, wenn während einer Milch-Semmel-Diät auch in Ihrem Inneren die Blockaden aufgelöst werden.

täglich. Das ganz **strenge Teefasten** führt übrigens zu keinem höheren Gewichtsverlust als eine andere Kurform, z.B. die Milch-Semmel-Kur oder das Reisschleim-Fasten, denn im Feuer der wenigen Kohlenhydrate der Semmel verbrennen die im Fasten frei werdenden Abbauprodukte sogar noch besser.

Bei Entschlackung kann das Gewicht zunächst ansteigen

Zu Beginn der Fastenkur ist der Gewichtsverlust natürlich auch deshalb so groß, weil der Darm entleert wird, der zu diesem Zeitpunkt meist noch große Mengen an alten Rückständen enthält. Auch wird viel Flüssigkeit ausgeschieden, die sich zuvor in den Geweben angesammelt hatte. Trotzdem kann sich während der Fastenkur nach F. X. Mayr der Zeiger der Waage völlig unerwartet wieder nach oben bewegen. Hier darf dann aber die Flinte nicht ins Korn geworfen werden! Wenn nämlich der Körper beim Entgiften plötzlich auf ein gefülltes Depot stößt, werden schlagartig **reichliche Mengen an Schlacken** wie z.B. Harnsäure frei. Doch auch bei körperlicher Überanstrengung fällt vermehrt Milchsäure an, die sich bei Untrainierten durch Wassereinlagerung als Gewichtszunahme bemerkbar macht.
Beim Nahrungsaufbau steigt das Gewicht oft wieder etwas an, um sich nach einigen Tagen zu stabilisieren. Wenn es Ihnen nun gelingt, Ihre Ernährung dauerhaft umzustellen, nähert sich das Gewicht auch Ihrem ganz persönlichen Wohlfühlgewicht stetig an.

Diätfalle »Idealgewicht«

Die Fixierung auf das Körpergewicht löst nicht selten einen Teufelskreis aus. Sie überschreiten die Normvorgabe eines unbarmherzigen Body Mass Index um ein Kilogramm, erschrecken, kaufen sich eine Kalorientabelle, beginnen eine Abmagerungskur – und denken bloß noch ans Essen. Davon bekommen Sie nagenden Hunger, knabbern ein wenig – und bekommen ein schlechtes Gewissen. Schließlich essen Sie überhaupt nicht mehr bedarfsgerecht. Auf diese Weise sind viele Menschen ständig dabei, entweder ab- oder zuzunehmen – ein biologisches Gleichgewicht existiert überhaupt nicht mehr.

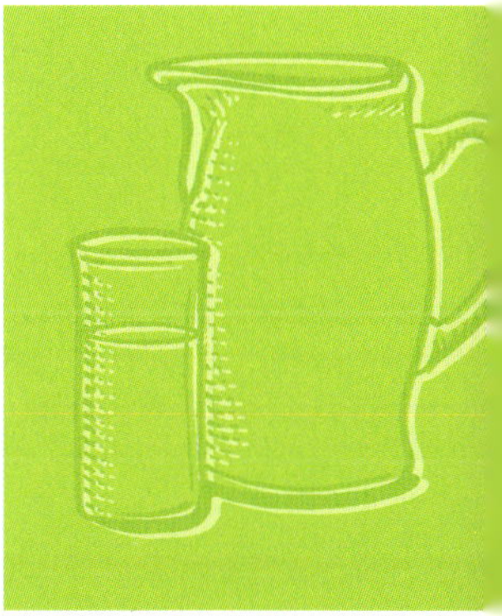

Legen Sie dann regelmäßig zur Entlastung einmal pro Woche einen Mayr-Abend, ein Mayr-Wochenende, alle 6 Monate eine Mayr-Woche sowie anfangs jedes Jahr, später alle drei Jahre eine dreiwöchige Mayr-Kur ein. Können Sie im Anschluss an Fasten und Nahrungsaufbau dennoch nicht immer »vernünftig« essen und nehmen Sie deshalb zu, gibt es einen **einfachen Trick**, das einmal erreichte Gewicht zu halten und immer wieder zu entgiften: Verzichten Sie ab und zu auf eine feste Abendmahlzeit und trinken Sie stattdessen reichlich Tee – ein Kännchen jeweils um 17.00 Uhr, um 19.00 Uhr und um 21.00 Uhr. Empfehlenswert sind auch regelmäßige Entlastungstage – etwa Molke-, Hafer-, Reis- oder Kartoffeltage sowie Milch-Semmel-Tage.

Eine dauerhafte Ernährungsumstellung heißt, die Essregeln nach F. X. Mayr genau einzuhalten.

Entgiften und Entschlacken mit F. X. Mayr

Ist die Stoffwechselleistung beeinträchtigt, behindern Abfall- und Giftstoffe im Gewebe den Nähr- und Sauerstofftransport in die Zellen. Der Körper versucht zunächst, diese Stoffe unschädlich zu machen, indem er sie an weniger wichtigen Stellen deponiert, etwa im Fettgewebe: dort können die Gifte in regelrechten Müllhalden »ruhen«. Auch wissenschaftlich konnte längst klar belegt werden, dass durch Abbau von Fettgewebe Giftstoffe freigesetzt werden. Dieses **Freiwerden der Schlacken** kann von Ihnen jedoch aktiv gelenkt werden, indem Sie das Gewebe, das die Schadstoffansammlungen enthält, mit Fasten sozusagen einschmelzen. Durch die Ausscheidung der Stoffwechselendprodukte wird auch wieder die Sauerstoffversorgung verbessert, so dass alle Zellfunktionen besser funktionieren.

Selbstheilungskräfte aktivieren

Beim Fasten ist die Natur der beste »Chirurg«, denn durch die Unterversorgung ist der Körper gezwungen, aus seinen körpereigenen Depots zu schöpfen. Ganz gezielt wird zuerst nur das Kranke abgebaut und beseitigt: Ablagerungen in Gelenken und Arterien, aber auch im Binde- und Zwischenzellgewebe. Gleichzeitig ist es jedoch unabdingbar, Transportmittel für die freigesetzten Gifte zur Verfügung zu stellen, damit diese zügig den **Entgiftungsorganen** zugeführt werden. Deshalb muss vor allem die Flüssigkeitszufuhr erhöht werden (und zwar eine biologisch sinnvolle Flüssigkeit, z. B. Heil-, aber auch gutes Quell- oder Leitungswasser, kohlensäurearmes Mineralwasser sowie dünn gebrühte Kräutertees).

Die individuelle Flüssigkeitsmenge richtet sich nach dem jeweiligen Körpergewicht (siehe Seite 60).

Antlitzdiagnose bei Fastenpatienten

Für F. X. Mayr waren die Darmkranken leicht durch ihr Äußeres zu erkennen. Betrachten Sie sich doch einmal selbst im Spiegel und prüfen Sie, ob Sie **verräterische Anzeichen** entdecken wie fettige und widerspenstige Haare, fette und grobporige Haut, gequollenes Haut- und Unterhautgewebe und volles Gesicht (»Mondgesicht«), blasse Haut, eine gesteigerte Schweißproduktion und unangenehmer Körpergeruch, hochgezogene Schultern, aber auch gesteigerte Erregbarkeit, Überaktivität, Nervosität, Unzufriedenheit und Unruhe – all dies Zeichen für eine gesteigerte, in Alarmbereitschaft versetzte Zellaktivität. Anzeichen für eine Erschöpfung der Zellaktivität sind hingegen stumpfe,

Die Säftelehre der alten Ärzte

Die Grundlage der alten Medizin war die Lehre der Körpersäfte. Sie verfolgte die Vorstellung, dass sich die Körpersäfte beim gesunden Menschen im Gleichgewicht befinden, beim kranken ins Ungleichgewicht geraten bzw. verunreinigt sind. Zu diesen Säften zählten die gelbe und die schwarze Galle, griechisch »Cholos«.

Befand sich die Galle nicht im Gleichgewicht mit den übrigen Säften oder war sie »verunreinigt«, äußerte sich dies durch Krankheitserscheinungen, auch auf psychischer Ebene: wir kennen noch heute die Melancholie und den Choleriker.

Die Melancholie (Traurigkeit, Depressivität) wird als Zeichen eines Säfte-Ungleichgewichtes aufgefasst. Sinnvoller wäre deshalb als unterstützende Maßnahme die Förderung der Gallenausscheidung, z. B. mit milden pflanzlichen Medikamenten wie Artischocke. Auch Bittersalz (Magnesiumsulfat) wirkt gallentreibend.

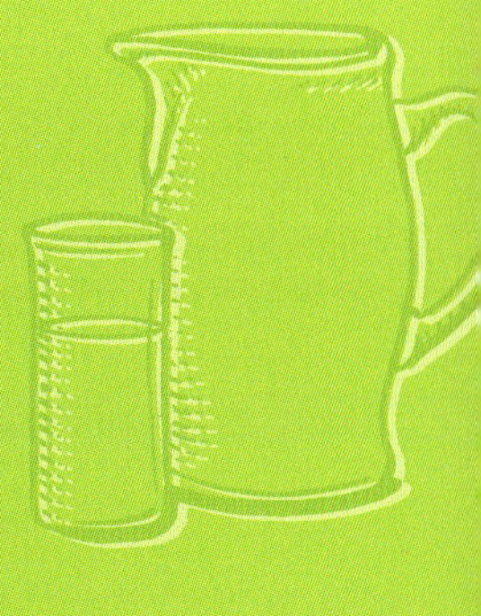

glanzlose Haare, eingefallene **Gesichtszüge**, hängende Hautpartien, ein Doppelkinn, sichtbare Äderchen im Gesicht sowie Hautfalten.
Ein hervortretender Bauch ist ein Zeichen dafür, dass die Bauchwandmuskulatur ermüdet ist – oft geht damit auch eine Schwäche des Beckenbodens einher (»Senkungsbeschwerden« bei Frauen). Auch eine eingesunkene **Haltung** ist ein Hinweis auf eine zunehmende Schwäche und Ermüdung der Muskulatur. Haltungsänderungen sind dann Schutz- oder Ausweichhaltungen beim schlaffen und entzündlichen Darm. Das Nervensystem signalisiert Anzeichen eines »krankhaften Zuwenigs« in allgemeiner Verlangsamung, Müdigkeit oder Depressionen.

Die Haut – blass und faltig oder straff und rosig?

Die vermehrt im Blut zirkulierenden Gifte aus dem Darm werden auch durch die Haut ausgeschieden. Dies wirkt sich zunächst auf die Hautfarbe aus. Die Haut eines gesunden Menschen wird optimal mit Sauerstoff versorgt und ist deshalb straff, gut durchblutet und rosig, ohne Falten und Runzeln und liegt ihrer Unterlage meist fest auf.
Wird das Hautgewebe hingegen durch Stoffwechselschlacken und Säuren überlastet, resultieren daraus kleine bis größere Schönheitsfehler. Nicht nur, dass die Haut faltig, blass und fahl wird – in einigen Fällen zeigen sich diese Ablagerungen auch als bräunliche Verfärbungen, den

Mayrs »Jochbogengriff«

Mayr prüfte das Wohlergehen seiner Patienten durch den Jochbogengriff: Dazu nahm er die Haut über dem Wangenknochen zwischen zwei Finger und begutachtete so ihren Zustand. Ist die Haut bei Ihnen straff gespannt? Oder eher schlaff – also Zeichen eines krankhaften Zuwenig? Eine trockene, schlaffe Haut ist keine unausweichliche Folge des Alterungsprozesses! Heben Sie am Handrücken oder am Unterarm eine Hautfalte an: Bleibt sie stehen? In diesem Fall ist die Hautspannung krankhaft vermindert. Eine Mayr-Kur kommt durch eine spürbare Verbesserung der Hautdurchblutung immer auch der Schönheit zugute.

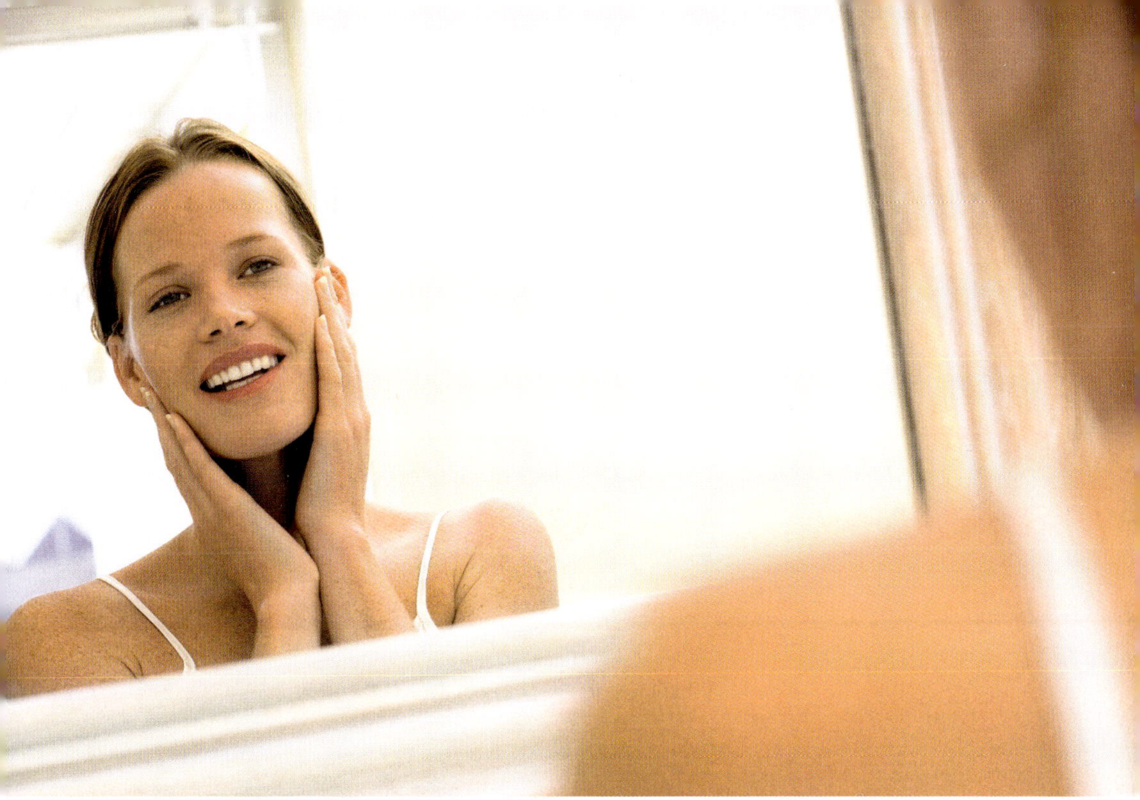

so genannten Altersflecken. Dies sind Abfallstoffe der Fettoxidation, die der Körper in Form von **Pigmentflecken** in die »Müllhalde« Haut entsorgt. Die wirksamste Behandlung dieser Verfärbungen besteht in der Beseitigung der Fäulnis- und Gärungsvorgänge im Darm. Auch für Mayr war es immer wieder »überraschend, wie schnell, fast parallel mit der zunehmenden Reinigung des Darmes, die braunen Flecken und Punkte verblassen« und oft sogar »gänzlich und dauernd verschwinden«.

Erstaunlich schnell macht sich eine Entschlackungskur immer wieder an der Hautbeschaffenheit bemerkbar: Die Haut der Fastenden sieht dann laut Mayr »wie innerlich gewaschen« aus.

Ein kranker Darm verursacht Hautprobleme

Weitere Veränderungen der Haut wie z. B. Cellulitis weisen darauf hin, dass auch in der Unterhaut Schlacken abgelagert sind: Sie quillt als Reaktion auf die Belastung mit Schadstoffen oder Übersäuerung auf und wird prall elastisch, da der Körper versucht, die Giftstoffe im Gewebe durch Wassereinlagerung zu verdünnen. Dadurch werden die **Wangen** dicker, weich und schlottrig, die ovale **Gesichtsform** wandelt sich in das typische Vollmondgesicht, außerdem bildet sich ein Doppelkinn. Die im Blut zirkulierenden Schlackenstoffe werden auch an die Schweißdrüsen abgegeben, woraufhin diese ein Sekret produzieren, das sich auf die Hornhautschüppchen auf der Hautoberfläche legt.

Die Haut bekommt daher ein stumpfes, unreines Aussehen. Und da auch die Talgdrüsen durch den Schweiß verstopft werden, entstehen Mitesser und Pusteln bis hin zur Akne. Eine derartig **strapazierte Haut** wird immer sensibler und damit anfälliger für Infektionen. Schälkuren, Masken und teure Reinigungscremes sind in diesen Fällen wirkungslos – der geschundenen Haut hilft nur eine gründliche »Blut- und Säftereinigung« von innen.

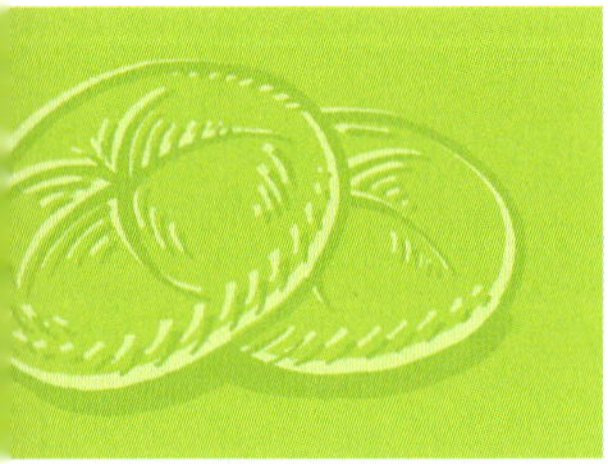

»Hautstraffung« nach Mayr

»Es ist unglaublich, inwieweit selbst eine scheinbar vollkommen verwelkte, atrophische Haut auch bei Leuten in hohem Alter sich noch regenerieren kann, wenn die Ernährung derselben durch Verbesserung der Verdauung und Reinigung des Blutes eine passendere und kräftigere wird.« *F. X. Mayr*

Gereizte Haut

Auch Reizzustände und Entzündungen der Haut sind eine Folge der Darmgifte. Vor allem rote Streifen auf der Brust- und Bauchhaut dienten Mayr als »Prüfungsmittel für die Beurteilung des Grades der Darmvergiftung«.
Aber auch **Entzündungen** sowie Allergien und Neurodermitis sind häufig auf ein Übermaß an Darmgiften zurückzuführen: Die Haut wird rot, schwillt an, juckt oder es bilden sich Quaddeln.

Cellulitis

Infolge der Hautquellung verlieren die Gelenke zusehends an Kontur. Besonders entstellend wirkt sich das im Bereich der Oberschenkel und des Gesäßes aus. Viele Frauen leiden in dieser Körperregion unter **Cellulitis**. Bei dieser so genannten Orangenhaut lagern die Fettzellen im Unterhautgewebe unter dem Einfluss der weiblichen Hormone immer mehr Fett ein. An diesen Stellen lassen dann Säuren das Bindegewebe aufquellen.

Erschlaffte Haut

Ohne Entgiftung geht das Stadium der Quellung mit der Zeit in Erschlaffung über, weil die Bindegewebsfasern ihre Elastizität verlieren. Die Haut fällt in sich zusammen, wird schlaff und faltig. Da die Versorgung der Zellen durch die in das **Bindegewebe** eingelagerten Schlackenstoffe zunehmend schwieriger wird, verlangsamt sich auch die Zellregeneration. Als Folge wird die Haut ständig dünner und erinnert schließlich an zerknittertes Papier – das Stadium des Hautschwundes (Atrophie) ist erreicht.

Nicht teure Kosmetika, sondern nur eine konsequente Entsäuerung gibt der Haut ihr jugendliches Aussehen zurück.

Haare und Nägel

Und auch unsere Haare sind ebenso wie unsere Nägel ein Spiegel der Beschaffenheit der Körpersäfte und leiden ebenfalls unter der Ablagerung von Schlacken in der Haut, werden stumpf und glanzlos. Am auffälligsten ist der ungünstige Einfluss auf die Änderung der **Haarfarbe**: Sie verliert an Lebhaftigkeit, wird matt und bekommt einen Stich ins Graue – das Haar, so Mayr, macht den Eindruck, als ob es »staubig« wäre. Im Atrophie-Stadium der Haut werden auch die Haare merklich dünner, es kommt zu verstärktem Haarausfall, da die Haarbalgzellen aufgrund eines Versorgungsmangels die Haarproduktion einstellen.

Die Haltungsformen nach F. X. Mayr

Ein vergrößerter Darm und eine verschlechterte Atmung wirken sich ungünstig auf die Funktion aller anderen Organe im Bauchraum – Leber, Gallenblase, Geschlechtsorgane, Blase und Nieren – aus. Der Organismus ist jedoch immer bestrebt, alle Organe bestmöglich zu schützen. Drückt ein schwerer, gefüllter und ermüdeter Darm auf innere Organe oder verschlechtert dieser die **Atmungskapazität**, so verändert der Körper seine Haltung, um die Last besser zu verteilen und die gewohnte Funktion aufrechtzuerhalten: das Zwerchfell drängt in die Höhe, die Brusthöhle erweitert sich, der Rücken verkrümmt sich, die Schultern heben sich. Daraus resultieren dann die Haltungsänderungen (Schutz- oder Ausweichhaltungen), die Mayr in Typen unterteilte.

Welcher Haltungstyp sind Sie?

Betrachten Sie sich einmal nackt vor dem Spiegel. Welcher der Mayr'schen Haltungsformen kommen Sie am nächsten? Sie erhalten hierbei bereits wichtige Hinweise darauf, welche Ernährungsfehler – z. B. Gärungssäuren durch Rohkost oder Fäulnisgase durch übermäßigen Eiweißverzehr – die Ursache sein könnten und welche Form der Mayr-Kur für Sie am besten geeignet ist.

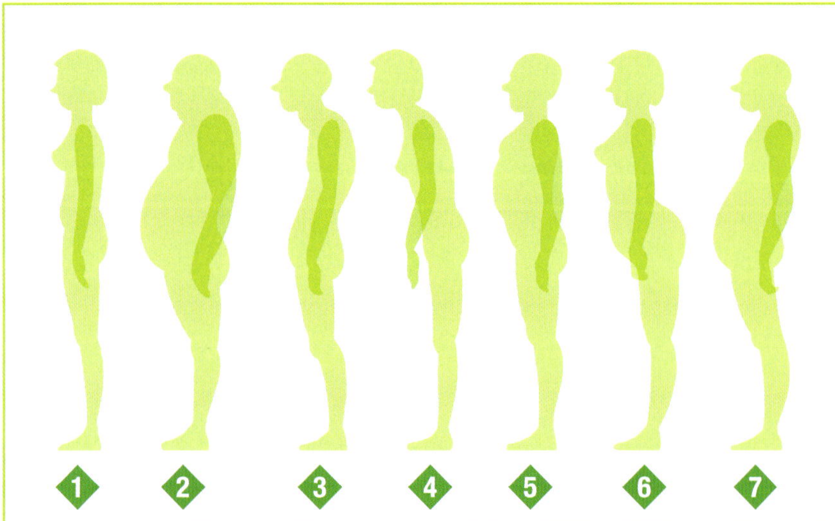

1 Ideale Haltung

Beim Gesunden befinden sich Hand und Arm in der Lotlinie. Diese Haltung ist allerdings sehr selten.

2 Großtrommelträger

Der Darm ist hier mit Gas und Kot gefüllt, so dass sich der Bauch sowohl unterhalb als auch oberhalb des Nabels prall nach vorn wölbt. Die meist kräftige Muskulatur ist imstande, diese vermehrte Spannung gut zu verteilen. Doch der Oberkörper wird nach hinten geneigt, so dass sich ein Hohlkreuz ausbildet (Bandscheibenbeschwerden!). Die Schultern werden so weit nach oben gezogen, dass der Hals fast völlig verschwindet. Der nach allen Seiten erweiterte Brustkorb führt zum Rundrücken. Der Großtrommelträger leidet vor allem an Beschwerden der Lendenwirbelsäule und der Venen, hat meist einen hohen Blutdruck und ist übersäuert.

❸ Lässige Haltung

Der Darm wölbt sich unterhalb des Nabels durch vermehrte Füllung nach außen. Die Brustwirbelsäule biegt sich kompensatorisch nach vorne um, wodurch ein Rundrücken entsteht – dadurch erscheinen die Schultern nach vorne gerutscht, und die Brust macht den Eindruck, als ob sie schmäler und eingefallen wäre. Der Hals wird länger und der Kopf ist nach vorne gesenkt; solche Personen, so Mayr, »gehen einher, als ob sie etwas auf dem Boden suchten wollten«. Diese Haltung ist häufig bei Jugendlichen zu beobachten.

❹ Anlaufhaltung

Dies ist bei weniger vitalen Menschen eine Art Schutzhaltung für den Bauch (die z. B. auch bei starken Leibschmerzen eingenommen wird), weil hier die Bauchmuskulatur maximal entlastet wird. Der Oberkörper wird dabei nach vorne durchgestreckt. Die Anlaufhaltung ist Zeichen eines entzündlichen Darmes.

❺ Habachtstellung

Hierbei wird die Brust herausgestreckt und der Unterkörper nach rückwärts geneigt. Diese Haltung wirkt sich auch auf die Kniegelenke aus, da die Knie nach hinten durchgedrückt – und die Beine so zu »ganz eigenartigen Säbelbeinen« (Mayr) werden können. Menschen mit Habachtstellung leiden fast immer an einer vermehrten Gasfüllung des Darmes, erkennbar an der Vorwölbung oberhalb des Nabels. Darunter befinden sich auffallend viele Rohkostesser und Vegetarier.

❻ Entenhaltung

Kommt überwiegend bei Frauen vor. Der Druck des Darmes, der auf Gebärmutter und Eierstöcken lastet, wird abgefangen, indem das Becken sehr stark nach hinten gekippt wird, was diese Organe schützt. Zum Ausgleich muss der Brustkorb sehr stark nach vorne gewölbt werden (»hohle Brust«). Der Hals scheint verkürzt, weil die Schultern hochgezogen werden, um der Lunge Raum nach oben zu verschaffen. Die Entenhaltung ist Zeichen eines entzündlichen Darmes.

❼ Sämannshaltung

Wie der Sämann das Tuch mit dem Saatgut vor sich herträgt, so schiebt der Mensch mit Sämannshaltung seinen Bauch durch die Gegend. Ursache des vorgewölbten Bauches ist meist Fäulnis (als Zeichen eines schlaffen Darmes), die den Leib unterhalb des Nabels auftreibt.

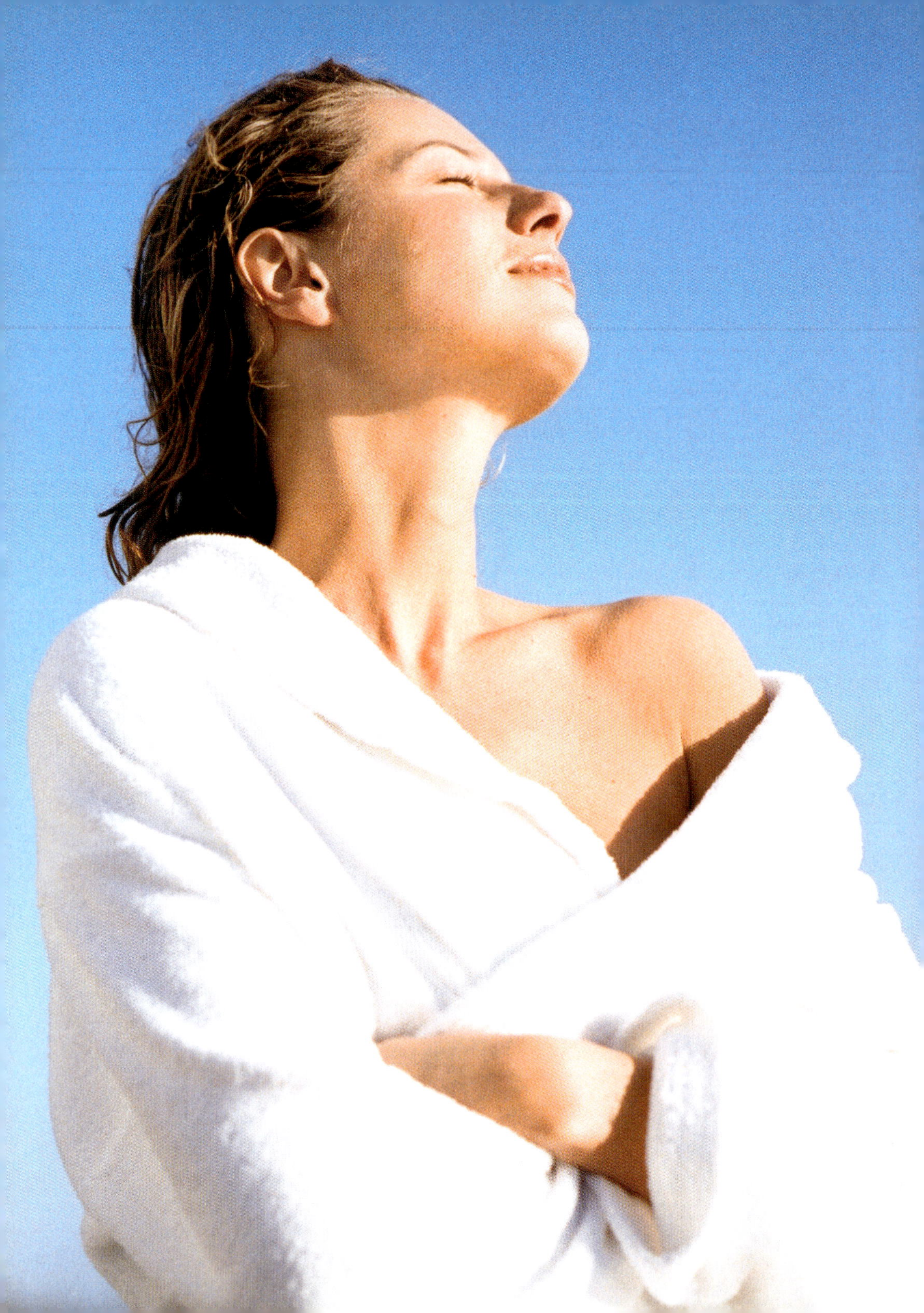

Vorbereitungen für die F. X. Mayr-Kur

Gut gerüstet an den Start

Es gibt einiges vorzubereiten, bevor Sie mit Ihrer Mayr-Kur beginnen. Dazu gehören eine Einkaufsliste sowie die rechtzeitige Besorgungen von Nahrungsmitteln, Ergänzungspräparaten und sonstigen Utensilien. Erstellen Sie außerdem einen konkreten Tagesplan, auf dem Sie auch notieren, welche Dinge Sie für Ihre Kur benötigen. Zudem sollten Sie sich und Ihre Familie auf das Fasten einstimmen, damit Ihre Mitmenschen Sie besser verstehen, wenn Sie familiären und beruflichen Verpflichtungen nicht wie gewohnt nachkommen können.

Schaffen Sie geeignete Rahmenbedingungen

- **Kontakt zu einem Mayr-Arzt:** Nehmen Sie am besten Kontakt zu einem Mayr-Arzt in Ihrer Umgebung auf. Wie Sie einen solchen finden, siehe Seite 125.
- **Terminplanung:** Idealerweise nehmen Sie eine Woche Urlaub und beginnen am Freitag vor Urlaubsbeginn mit der Vorkur. Können Sie nicht freinehmen, beginnen Sie bereits am Donnerstag – dann fällt der kritischste Tag, die so genannte »Mini-Kurkrise« am dritten Fastentag – auf einen Sonntag und nicht gerade auf einen Montag.
- **Ausreichend Zeit nehmen:** Planen Sie für Ihre Mayr-Kur ausreichend Zeit ein. Beim Fasten stellt der Organismus auf Schonung um und funktioniert langsamer als sonst. Bedenken Sie, dass dann auch das Reaktionsvermögen eingeschränkt ist, so dass Sie keine Maschinen bedienen und auch nicht Auto oder Fahrrad fahren sollten.

Nehmen Sie sich für Ihre Gesundheit ausreichend Zeit und vermeiden Sie Stresssituationen von vornherein.

- **Keine wichtigen Termine und Verpflichtungen:** Sorgen Sie dafür, dass Sie während des Fastens Ihre Ruhe haben. Dies gilt auch, wenn Sie die Mayr-Kur drei Wochen und länger anwenden möchten.

Einkaufsliste für die F.X. Mayr-Kur

- **Gemüse** für die Basenbrühe
- Kartoffeln, Möhren, Zucchini, Sellerie, Petersilienwurzel, Petersilie, Liebstöckel
- **Kräutertees** (Fenchel, Anis, Kümmel, Melisse, Johanniskraut, Kamille, Pfefferminze)
- **Pflanzensäfte** zur Anregung der Verdauung (Artischocke)
- **Pfefferminzöl** zur Kreislaufanregung (innerlich/äußerlich), auch bei leichtem Kopfschmerz
- **medizinische Badezusätze** für Arm-, Fuß- und Dreiviertelbäder (Rosmarin, Fichtennadeln)
- **Irrigator** (Einlaufbehälter, aus der Apotheke)

- **Warme Kleidung bereitlegen:** Da der Körper während des Fastens die innere Heizung auf Sparbetrieb stellt, werden Sie ein gesteigertes Wärmebedürfnis haben. Es ist also völlig normal, wenn Sie sich im Sommer einen dicken Pullover und warme Socken anziehen, sich die Wärmflasche auf den Bauch legen oder ein warmes Fußbad nehmen.

Erstellung eines Kurplanes

Die Mayr-Kur gliedert sich in vier Phasen:

1. Vorkur zur Vorbereitung
2. Fastenphase plus Begleitmaßnahmen
3. Nahrungsaufbau
4. Langfristige Umstellung der Ernährungsgewohnheiten

Suchen Sie sich für Ihre Mayr-Kur eine ruhigere Phase aus, in der Ihre beruflichen Anforderungen nicht gerade am höchsten sind.

Für die Phasen 1 bis 3 sollten Sie einen genauen Zeitplan entwerfen und sich dann auch genau daran halten. Planen Sie auch Strategien ein, wie Sie in Zeiten größerer Versuchungen standhaft bleiben können, beispielsweise durch **Autosuggestion**. Verinnerlichen Sie sich zum Beispiel Sätze wie »Ich habe kein Verlangen danach«, »Ich brauche das jetzt nicht«, »Ich werde das erst wieder nach der Kur essen« etc. Nach der Kur (Phase 4) sollten Sie nicht gleich wieder in Ihre alten

Gewohnheiten zurückfallen. Ernähren Sie sich auch hinterher bewusst, nehmen Sie sich ausreichend Zeit für Ihre Mahlzeiten, kauen Sie jeden Bissen gründlich und trinken Sie reichlich zwischen den Mahlzeiten.

Checkliste: Was benötige ich zum Fasten?

- Frische Vollmilch (morgens und mittags jeweils ¼ Liter)
  alternativ: Bioghurt (morgens und mittags jeweils 100 Gramm)
- 2–4 altbackene Brötchen (Semmeln) pro Tag (Rezept siehe Seite 113)
  alternativ: Dinkelbrötchen (aus Auszugsmehl), Haferbrei
- 1–2 Kästen Heil- und Mineralwasser (Flüssigkeitsbedarf siehe Tabelle Seite 60)
- Verschiedene Kräutertees (siehe Seite 61)
- Honig, Zitrone oder Orange für den abendlichen Tee
- 200 g Bittersalz
- Basenpulver (siehe Seite 67)
- Magnesium-, Kaliumpräparate (siehe Seite 67)
- Zutaten für die Basenbrühe (siehe Seite 68)

Weitere Utensilien zum Fasten:

- Thermoskanne (1 Liter Fassungsvermögen)
- Wärmflasche
- Dicke Socken
- Einlaufbehälter
- Körperbürste für Trockenbürstenmassage
- Tücher für Leibwickel
- Fußbadewanne oder großer Eimer (Kneipp-Schlauch ¾ Zoll oder Kneipp-Gießrohr – erhältlich über den Kneipp Bund).

Alles, was die Fastentage gemütlicher macht:

- Decken, Badezusätze, ätherische Öle, Entspannungsmusik, Handarbeit, Pinsel und Farben etc., gute Bücher (z. B. zu den Themen »Positives Denken« oder »Autogenes Training«)

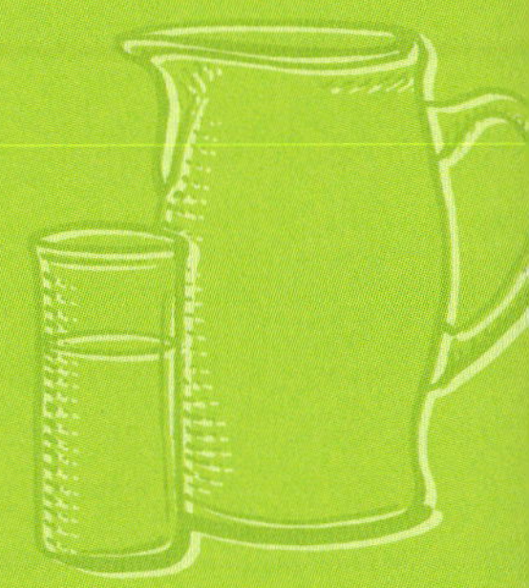

Was Sie vor der Mayr-Kur wissen sollten

Die Milch-Semmel-Kur nach F. X. Mayr ist die Fastenform, die für eine Kur zu Hause am besten geeignet ist. Sie verbindet Fasten mit einer gründlichen Darmreinigung sowie mit einer gründlichen Kau- und Ess-Schulung. Vor allem aber behandelt sie in erster Linie die Ursache vieler unserer Leiden, nämlich den kranken Darm und nicht zuletzt die falschen Essgewohnheiten. Der Weg dorthin führt über die drei Heilprinzipien **Schonung, Säuberung und Schulung** sowie – als viertem »S« – Substitution von basischen Substanzen und Mineralien.

Der Sinn der Milch-Semmel-Kur

Im Laufe seines Wirkens passte Mayr seine Behandlungsmethode der Konstitution und den Lebensumständen seiner Patienten an. Das strenge Teefasten war vor allem Patienten mit kräftiger Konstitution und dem stationären Aufenthalt vorbehalten. Die Milch-Semmel-Diät hingegen ist nicht nur eine **Schonkost**, sondern zugleich eine **Heilnahrung**, die den kranken Verdauungsapparat berücksichtigt, der die normale Kost nicht mehr zweckmäßig verarbeiten kann. Die Milch hatte für Mayr sowohl Schon- als auch einen **hohen Nährwert**, er bezeichnete sie als eines der wertvollsten Lebensmittel, da sie alles, was der Mensch zum Leben braucht, in einem ausgewogenen Verhältnis enthält: Eiweiße, Kohlenhydrate und Fette, dazu Vitamine und Spurenelemente, wichtige Fettsäuren und Mineralstoffe.

»Kauend« genossen, vertragen in der Mayr-Kur selbst Milchintolerante erfahrungsgemäß bis zu einem halben Liter Milch täglich gut.

Die Milch ist kein Getränk, sondern ein Nahrungsmittel, weshalb sie bei der Mayr-Kur auch gegessen werden muss. Trinken Sie also die **Milch**

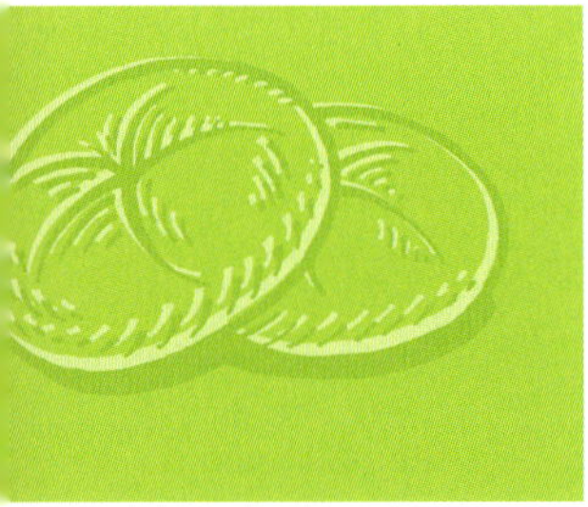

Es geht auch ohne – Alternativen zur Milch

- Bioghurt/Sanoghurt/Kefir
- Ziegenmilch/Ziegenjoghurt
- Schafsmilch/Schafsjoghurt
- Stutenmilch/Sojamilch
- Hafermilch/Reismilch

nicht, sondern saugen Sie einen kleinen Schluck von einem Löffel und kauen Sie ihn zusammen mit dem Semmelbissen 40-mal, bis alles zu einem flüssigen Brei geworden ist. Bei Unverträglichkeiten oder Widerwillen gegen Kuhmilch können Sie jederzeit auf Alternativen und sogar auf eine milchfreie Diät ausweichen (siehe Kasten links unten). Halten Sie dann jedoch zuerst Rücksprache mit Ihrem Mayr-Arzt oder einem ausgebildeten Therapeuten.

Rohmilch ist nicht empfehlenswert. Sie muss vor dem Verzehr erhitzt werden, hat dann aber sogar weniger Vitamine als pasteurisierte Milch.

Werden Sie zum »Milch-Säugling«

Viele Erwachsene vertragen Milch oft schlechter als Kinder. Das hängt mit dem für das Aufschließen der Milch zuständigen Enzym, der Lactase, zusammen, die beim Erwachsenen immer spärlicher gebildet wird. Beim Säugling erhält die Milch während des Saugvorgangs intensiven Kontakt mit den Verdauungsenzymen im Speichel und kann so bestens vorbereitet im Darm gut aufgeschlossen werden. Vielen Erwachsenen, die glauben, keine Milch zu vertragen, bekommt sie dennoch, wenn sie die Milch kauen und sie auf diese Art gründlich mit den im Speichel enthaltenen Fermenten in Kontakt bringen.

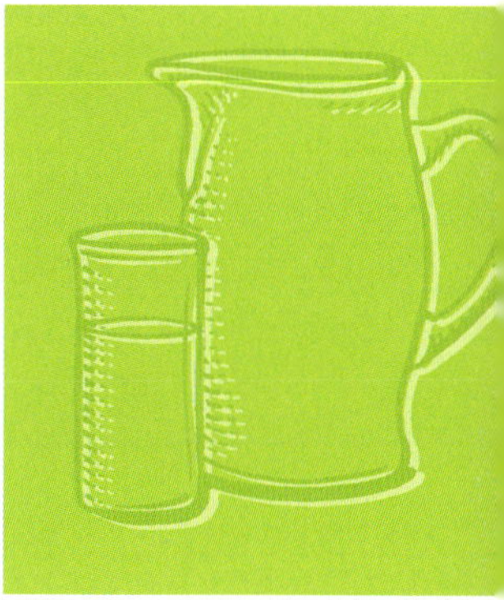

»Lebensmittel« Milch

Die meisten Fastenden bevorzugen Kuhmilch oder Sauermilch. Vermeiden Sie jedoch H-Milch oder sterile Milch, denn diese enthält zu wenig Inhaltsstoffe, und das enthaltene Eiweiß ist durch die Hitzeeinwirkung stark denaturiert. Pasteurisierte Milch ist am leichtesten erhältlich. Greifen Sie jedoch zu **Vollmilch**, denn im Milchfett sind wichtige Vitamine enthalten. Wenn Sie Vorzugsmilch erhalten könnten, wäre das ideal – Vorzugsmilch ist Milch von kontrollierten Bauernhöfen, die nicht pasteurisiert und damit am wenigsten verändert ist. Von Rohmilch direkt vom Bauern ist heute dagegen eher abzuraten. Zwar muss der Bauer beim Milchverkauf direkt ab Hof strenge Hygieneauflagen einhalten, doch werden vor allem bei Menschen mit geschwächtem Immunsystem immer wieder Infektionen bekannt.

Milch ist kein Unruhestifter

Wenn sich der Darm anschickt, in seinem Inneren »Ordnung« zu schaffen, dann äußert sich dies oft als »lebhafte Unruhe in den Gedärmen, was sich in Form von Gurren, Kollern und mehr oder weniger schmerzhaften Koliken bemerkbar macht«. Verantwortlich dafür ist, so Mayr, der »in Bewegung gesetzte Darmschmutz« – und nicht die Milch, wie dies immer wieder behauptet wurde.

Die Kursemmel

Die Semmel ist für die richtige Aufnahme der Milch entscheidend: Da sie gründlich – und zwar 40 – 50-mal! – gekaut werden muss, regt sie den Speichelfluss stark an, und nur dadurch wird die Nahrung optimal auf die nachfolgende Verdauung vorbereitet. Beginnt der Nahrungsbrei süß zu schmecken, ist das ein Zeichen dafür, dass die Umwandlung von Stärke in Zucker begonnen hat.

In den Magen kommt nun, so Mayr, »eine bestens eingespeichelte, zum größten Teil schon verzuckerte Milchspeise«, die den Darm nicht belastet, so dass er sich selbständig auf seine zweite Funktion – die der Reinigung – konzentrieren kann. Die Kursemmel hat bei der Mayr-Kur deshalb auch die überaus wichtige Funktion einer **Kauschulung**. Sinn dieser Übung ist es, die durch das hastige Essen und Trinken verloren gegangenen Funktionen neu zu erlernen, die für eine störungsfreie Verdauung unerlässlich sind.

Die Mayr-Semmel – aber kein Kaugummi

Denn beim Kaugummikauen geben Sie Ihrem Körper das Versprechen »gleich bekommst du etwas«, halten dies aber nicht ein. Da sich der Körper aber schon vorbereitet hat, z.B. durch die Ausschüttung von Insulin, weil er aufgrund des süßen Geschmacks Zucker erwartet, reagiert er ungehalten auf die ausbleibende Nahrung und ruft mit Heißhungergefühl das Versprechen in Erinnerung. Und eine Heißhungerattacke hat schon so manches Fastenvorhaben scheitern lassen!

Das Mundgefühl ist wichtig

Außerdem wird dadurch eventueller Hunger »nicht nur physisch, sondern auch psychisch gestillt, denn man bekommt ja etwas zum Beißen«, so Mayrs Intention. Von entscheidender Bedeutung ist deshalb auch die **Konsistenz der Semmel**: Sie muss etwa zwei bis drei Tage alt (aber nicht zu alt und womöglich steinhart) und noch schnittfest sein. Die Semmeln werden, wenn sie nicht mehr ganz frisch und knusprig sind, in etwa acht Scheiben geschnitten, damit sie gleichmäßig an der Luft trocknen können. Decken Sie die auf Vorrat gekauften Semmeln nicht zu und bewahren Sie sie auch nicht in einer Dose auf.

Der Erfolg einer Mayr-Kur hängt nicht nur von der Qualität der Milch, sondern ganz wesentlich auch von der Qualität der Semmeln ab.

Die »richtige« Konsistenz der Semmel hat Anlass zu umfangreichen Ausführungen gegeben:

- An der **Schnittfläche** hat sie keine Löcher, und sie darf nicht bröseln.
- Keinesfalls dürfen **grobe Vollkornsemmeln** oder aus fertigen **Backmischungen** hergestellte Semmeln verwendet werden, da diese aufgrund ihrer Inhaltsstoffe ein nicht unbeträchtliches Allergiepotential bergen.
- Nicht geeignet sind auch Semmeln mit **Kümmel, Mohn- oder Sesamsaat** sowie **alle anderen Brotsorten** wie etwa Schwarz- oder Laugenbrot sowie Knäckebrot aus Vollkorn.
- Außer Stärke sollte die Semmel deshalb so gut wie nichts von den sonstigen **Bestandteilen des Getreidekorns** enthalten, da dies den Verdauungsapparat – ganz besonders den Dünn- und Dickdarm – weitgehend schont.

Lediglich der Magen und der Zwölffingerdarm mit der Galle und der Bauchspeicheldrüse sowie der obere Dünndarm haben also mit dem Nahrungsbrei (leichte) Verdauungsarbeit zu verrichten: Damit aber wird der Brei »hoch oben im Dünndarm restlos verdaut und aufgesaugt« – und somit bleibt auch nichts mehr übrig, was sich zersetzen und gären könnte. Die **weiße Semmel** hat, weil sie wirkstoffärmer ist, eine kürzere Verweildauer im Darm. Auch eine Dinkel-Kursemmel sollte deshalb aus Auszugsmehl und keinesfalls aus dem vollen Korn bestehen, da nur dieses Mayrs Therapieprinzip der »Schonung« gerecht wird.

Richtig kauen und einspeicheln

Richten Sie Ihre Semmelscheiben appetitlich an und setzen Sie sich an den schön gedeckten Tisch wie zu einem »richtigen« Essen. Die zuvor in dünne Scheiben geschnittene Semmel wird zunächst in kleine Stücke geschnitten. Stellen Sie dazu einen Viertelliter Milch zurecht. Nehmen Sie einen Bissen Semmel, kauen ihn gut und gründlich und schlürfen einen Schluck Milch von einem Teelöffel dazu. Alles zusammen muss dann **gut eingespeichelt** und bestens – das heißt 40-50-mal – gekaut werden. Dadurch werden der Kohlenhydrat- und Zuckeranteil bereits im Mund aufgeschlossen – wodurch es plötzlich süß schmeckt. Nach etwa 12 bis 14 Minuten ist man satt. Würde man die Milch löffelweise, ohne sie mit der Semmel einzuspeicheln, einnehmen, könnte dies zu Blähungen führen – was dann natürlich keine Schondiät mehr wäre. Nehmen Sie sich für jeden einzelnen Bissen also viel Zeit und essen Sie so lange, bis Sie sich gesättigt fühlen. Beim ersten Schwinden des Hungers hören Sie auf – denn ab jetzt beginnt der Appetit!

Mit der Mayr-Kur lernen Sie wieder, zwischen Hunger und Appetit zu unterscheiden. Achten Sie auch weiterhin auf diesen Unterschied!

Anfangs wird Ihnen die Prozedur des gründlichen Kauens, des Essens von Milch vielleicht ein wenig widerstreben. Sie werden aber schnell erkennen, wie sehr das **ungesunde hastige Essen und Trinken** auch bei Ihnen bereits zur schlechten Gewohnheit geworden ist und Unwohlsein hervorruft. Dieses verschwindet jedoch während der Mayr-Kur bereits nach dem dritten Tag.

Der Sättigungseffekt

Wenn Sie Semmel und Milch wie beschrieben zu sich nehmen, werden sie erstaunt feststellen, dass Sie völlig gesättigt sind. Halten Sie diese Esstechnik korrekt ein, werden Sie ganz automatisch satt. Denn die Mayr-Kur ist keine Hungerkur – im Gegenteil. Im Vergleich zu anderen Kuren verspürt man überhaupt **keinen Hunger**. Die meisten Menschen kommen mit je einer Semmel morgens und mittags aus. Nehmen Sie dazu jeweils bis zu einem Viertelliter Milch oder Sauermilch zu sich und kauen Sie das ganze dann sehr sorgfältig, so dass sich beides gut miteinander vermengt.

Teefasten am Abend

Abends sollten allerdings weder Milch noch Semmeln verzehrt werden, denn der Darm soll ja möglichst geschont werden. Das Abendbrot beschränkt sich daher auf **ein bis zwei Tassen** dünn gebrühten Kräutertee, eventuell mit etwas Zitrone – außer Sie sind berufstätig oder haben Heißhunger, dann dürfen Sie sich eine Kursemmel mit etwas Eiweißzulage in Form von dünn aufgetragener Butter oder messerrückendick aufgetragenem Quark oder Hüttenkäse genehmigen.
Gegen ein stärkeres Hungergefühl am Abend hilft auch ein wenig Honig im Tee. Nehmen Sie aber auch den Tee stets löffelweise zu sich.

Gewollte Eintönigkeit der Ernährungsweise

Die Eintönigkeit der Mayr-Diät ist ein wichtiger Heilfaktor, denn die Verdauungsorgane sollen sich mit all ihren Säften auf nur eine Speise konzentrieren können. Werden »langweilige« Dinge gegessen, werden sie weniger leicht von der Ausschüttung der Verdauungssäfte ausgetrickst: Denn beim **Sehen oder Riechen von Speisen** schüttet der Kör-

Basischen Kräutertee richtig zubereiten und anwenden

- 1 Teelöffel der Teemischung mit 1 Liter kochendem Wasser überbrühen, 2 bis 3 Minuten ziehen lassen, dann abseihen. Sie erhalten so einen »blonden Tee«, der bewusst sehr dünn ist, um vermehrt Flüssigkeit zuzuführen und keine Gegenreaktionen, z.B. Krämpfe im Verdauungstrakt aufgrund einer zu hohen Konzentration an Gerbsäure, auszulösen.
- Diese Tees sollten über längere Zeit nur nach Rücksprache mit Ihrem Arzt getrunken werden. Säuernde Früchtetees wie etwa Hibiskus, Malve oder Hagebutte dürfen nicht verwendet werden.
- Auch im Alltag sollten Sie säuernde Tees lieber meiden. Wollen Sie dennoch nicht darauf verzichten, trinken Sie den Tee nur bis zwölf Uhr mittags – bis zu diesem Zeitpunkt »verzeiht« Ihnen Ihr Darm noch am ehesten, da er jetzt optimal leistungsfähig ist.
- Grundsätzlich sollten Magen- und Darmkranke von exotischen, scharfen und intensiven Tees lieber Abstand nehmen.

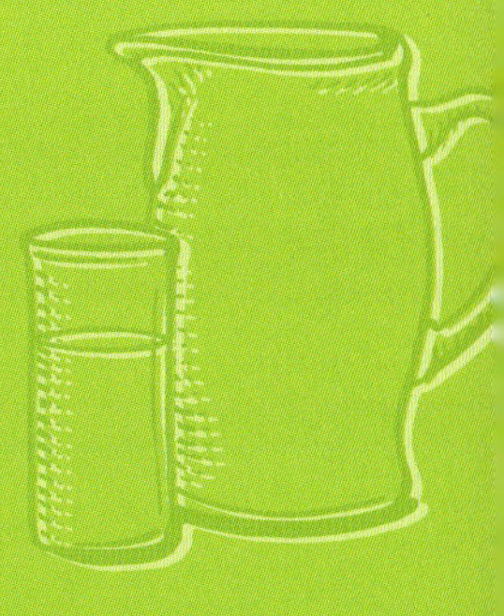

per entsprechende Hormone und Enzyme aus. Das Wasser läuft uns im Munde zusammen, Verdauungssäfte werden zur Verfügung gestellt. Und zwar je mehr, desto mehr Nahrung will der Körper dann auch zugeführt bekommen, bis er zufrieden ist. Außerdem schärft die Mayr-Kur durch Monotonie und Nahrungsverzicht die Sinne wieder – alles schmeckt plötzlich intensiver.

Vermeiden Sie Diätfehler

Selbst mit der so schonenden Milch-Semmel-Kur sind Diätfehler möglich: Wird der Nahrungsbrei nicht sorgfältig genug gekaut, können auch bei Kurenden Gärungszustände auftreten. Denn der Mensch ist, was und vor allem auch wie er isst – und bei vielen Menschen sind Verdauungsprobleme schlichtweg auf eine schlechte Esskultur zurückzuführen.

F. X. Mayr hatte früh erkannt, wie sehr sich das Wohlbefinden allein schon durch eine bestimmte »Esskultur« verbessert, die den Bedürfnissen und Fähigkeiten des Körpers mehr entgegenkommt.

Die Verdauungsorgane müssen aber genügend Zeit zum Aufschließen der Nahrung haben. Mayrs Essregeln sind in unserer hektischen Zeit aktueller denn je. Deshalb gilt:

- Setzen Sie sich **nie müde zu Tisch**. Sind Sie müde, ist es auch Ihr Verdauungssystem. Schonen Sie Ihren Stoffwechsel und verschieben Sie die Mahlzeit ein wenig – entspannen Sie zuerst.
- Essen Sie nie, wenn Sie **keinen Hunger** haben – auch nicht, wenn Ihre Hände und Füße kalt sind. Denn dies sind alles Zeichen dafür, dass Ihre Verdauungsorgane nicht aufnahmebereit sind. Auch hier gilt deshalb – zuerst entspannen (z.B. durch Autogenes Training, Wärmflasche oder Atemübungen).
- Stimmen Sie sich auf die Mahlzeit ein. Setzen Sie sich nie gestresst an den Tisch, sondern **ruhen Sie sich vor der Mahlzeit etwas aus**, um die inneren Organe auf ihre Arbeit einzustimmen. Diese Ruhe vor der Mahlzeit ist entgegen landläufiger Meinung wichtiger als eine Ruhepause im Anschluss an das Essen.
- Auch das **Tischgebet** kann man unter diesem Aspekt sehen – als Augenblick der Verinnerlichung, um Abstand von Sorgen und Alltagstrubel zu gewinnen und um sich voll und ganz auf die Mahlzeit vorzubereiten.

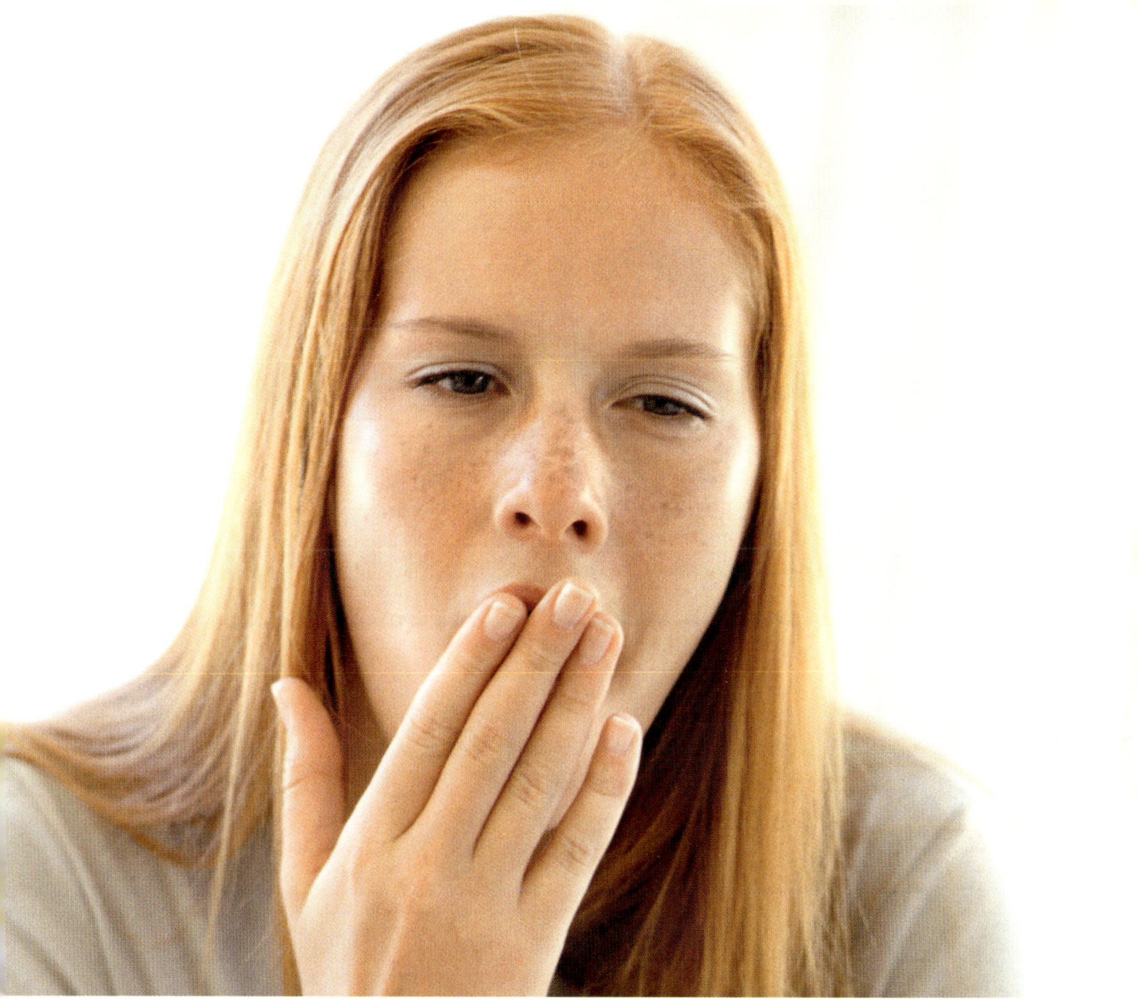

- Der Einstimmung auf die Mahlzeit dient aber auch **eine Suppe als erster Gang**: Sie regt durch ihre Wärme die Säfte an – ebenso wie eine Wärmeauflage auf den Bauch. Dadurch wird zusätzlich die Leber besser durchblutet und damit auch die Entgiftung unterstützt.
- Am besten wirkt feuchte Wärme, denn ihre Wirkung wird schneller und nachhaltiger vermittelt als bei trockener Wärme. Sie können eine **feucht-warme Leibauflage** wählen oder einen Wickel anlegen.
- Weniger zeitraubend ist eine mit einem feuchten Handtuch umwickelte **Wärmflasche auf dem Leib**. Bedenken Sie aber, dass Sie die Kur zu Hause nur richtig durchführen, wenn Sie sich Zeit dafür lassen! Greifen Sie auf die Wärmflasche daher eher wieder an den Tagen zurück, an denen Sie berufstätig sind, oder in der Zeit der Nachkur. Dann ist eine Wärmflasche besser als gar keine Wärmeauflage.

Müde? Eine kleine Entspannungsphase vor dem Essen vertreibt die Müdigkeit und bereitet die Verdauungsorgane auf ihre Arbeit vor.

Trinken Sie die Schlacken einfach fort

Trinken ist das A und O während der Mayr-Kur. Ohne ausreichende Flüssigkeitszufuhr ist keine Entgiftung möglich – und dann könnte das Fasten sogar gefährlich werden. **Trinken** lässt auch kein Hungergefühl aufkommen; zudem ist der Kreislauf mit einer entsprechenden Flüssigkeitszufuhr wesentlich stabiler. Wie viel Flüssigkeit Sie benötigen, hängt von Ihrem Körpergewicht ab, aber auch davon, wie viele Gifte verdünnt werden müssen und ob Sie zusätzlich die Entgiftung unterstützende Anwendungen wie Wickel, Sauna oder schweißtreibende Bewegung vornehmen. Denn die Flüssigkeit, die Sie dadurch verlieren, muss unbedingt wieder zugeführt werden.

Ob Leibauflage oder Wärmflasche: Wichtig ist immer, die Anwendung in Ruhe durchzuführen und dabei bewusst zu entspannen.

Betrachten Sie daher von Zeit zu Zeit Ihre Zunge: Sie kann selbst bei einer Flüssigkeitszufuhr von mehr als 3,5 Liter am Tag noch trocken sein. Dies ist ein Hinweis darauf, dass sehr viel **Flüssigkeit** zur Verdünnung von Giften benötigt wird. In diesem Fall weichen Sie vom angegebenen Tabellenwert (Seite 60) ab und trinken noch mehr.

Leibauflage richtig anwenden

Sie benötigen

- ein Leintuch (z. B. Geschirrhandtuch)
- ein größeres Baumwolltuch
- ein Wolltuch (Flanell)

Falten Sie das Leintuch auf doppelte Handbreite zusammen. Tauchen Sie es in ca. 50 °C warmes Wasser und legen es mit der Mitte auf den rechten Rippenbogen auf. Darüber kommt das Baumwolltuch und abschließend das Wolltuch. Das Wolltuch soll die Haut nicht berühren, da man es nicht heiß auswaschen kann.

Die Leibauflage bleibt für etwa eine Viertelstunde oder auch länger liegen. Möchten Sie eine zusätzliche entgiftende Wirkung hervorrufen, ist der Leibwickel besser geeignet, hierfür benötigen Sie allerdings mehr Zeit (siehe Seite 72). Wenn Sie eine Wärmflasche verwenden, können Sie ein feuchtes Tuch unterlegen, um die Wirkung zu steigern.

Die heiße Rolle – Alternative zu Wickel und Auflage

Sie benötigen

- 2–3 Frotteehandtücher
- 1 Handtuch, Halbleinen
- heißes Wasser

Falten Sie das Handtuch längs zur Hälfte und wickeln Sie es straff zu einer Rolle. Danach wickeln Sie die Frotteetücher (ebenfalls der Länge nach gefaltet) nacheinander leicht schräg um die Rolle, so dass an einem Rollenende ein kleiner Trichter entsteht. Gießen Sie nun ca. einen Viertelliter ca. 85 °C heißes Wasser langsam in den vorher gebildeten Trichter – die Rolle erwärmt sich nun von innen her. Es darf nur so viel Wasser eingegossen werden, bis sich die äußere Tuchschicht erwärmt. Prüfen Sie die Temperatur: Ist sie zu heiß, wickeln Sie die Rolle wie ein »Bonbon« in ein weiteres trockenes Handtuch; dadurch entstehen an den Rollenenden Handgriffe, sodass die Rolle an diesen Enden gefasst und dann über den Leib gerollt werden kann.
Sobald die äußeren Schichten abkühlen, wickeln Sie allmählich die Rolle auf (dazu eine Gegenrolle bilden bzw. entfernen) – dadurch stehen stets gut erwärmte Oberflächen zur Verfügung.
Die Rolle wird unter stetem Bewegen massierend über die zu behandelnden Partien abgerollt. Ruhen Sie dann gut zugedeckt nach.

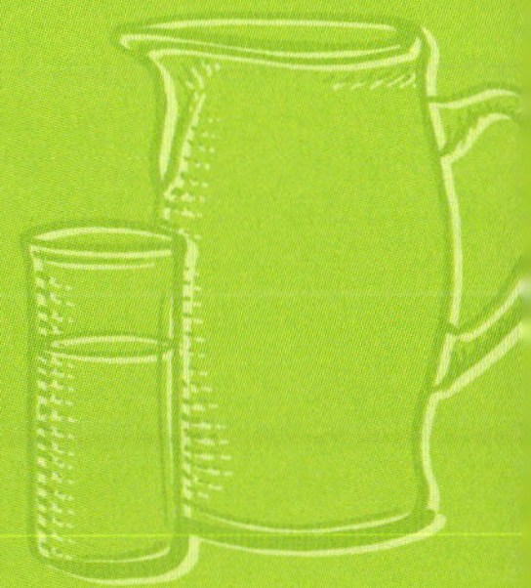

Fällt es Ihnen zwischendurch schwer, viel zu trinken, dann vergegenwärtigen Sie sich folgendes Bild: Ihr Organismus muss wie ein schmutziger Schwamm unter dem Wasserhahn durchgeknetet werden, und je mehr Wasser Sie dafür verwenden, desto sauberer wird er dabei. Auch den Frühjahrsputz im Haus gehen Sie ja nicht mit einem nur zu einem Viertel gefüllten Eimer Wasser an! Das **Trinken** muss wieder gelernt werden – denn wird ständig zu wenig getrunken, dann verliert sich auch der Durst!
Bei Gewebsschwellungen (Ödeme) im Gesicht oder an den Beinen konsultieren Sie Ihren Arzt! Diese Flüssigkeitseinlagerungen könnten einen Hinweis auf eine Herz- oder Nierenschwäche geben, bei der Sie mit einer gesteigerten Flüssigkeitszufuhr vorsichtig sein müssen.

Flüssigkeitsbedarf während der Mayr-Kur

Sie wiegen	Täglicher Flüssigkeitsbedarf
bis 50 kg	3 Liter
50 – 100 kg	3 – 6 Liter
über 100 kg	über 6 Liter

Messen Sie den Inhalt Ihrer Tasse bzw. Ihres Glases ruhig nach und notieren Sie ihn in einem Trinkfahrplan, der Ihr tägliches Pensum enthält – sonst schätzen Sie die Trinkmenge leicht falsch ein. Und denken Sie daran: Das Ziel sind immer zwei Liter hellen klaren Urins!

Für die Mayr-Kur geeignete Getränke sind:

- Leitungswasser (wenn Sie wirklich gutes Leitungswasser haben)
- Heilwässer (siehe Tabelle Seite 62)
- Kräutertees (siehe Tabelle Seite 61)

In der Apotheke erhalten Sie standardisierte getrocknete Kräuter. Entscheidend für ihre Wirkung ist, wie die Heilkräuter angebaut, geerntet und weiterverarbeitet wurden. Bei den Drogen aus der Apotheke ist gewährleistet, dass die Herstellung festgelegten, optimalen Bedingungen entspricht; bei den in Reformhäusern, Drogerien oder im Supermarkt erhältlichen **Tees oder Teemischungen** wird dies nicht immer garantiert.

Die Rolle der Tea-Time: Morgens bringt Rosmarintee Sie in Schwung, abends verhindert er jedoch das Einschlafen. Harntreibende Tees, nach 17 Uhr, können Ihnen wegen des Drucks auf die Blase den Schlaf rauben.

Wichtig ist wie bei jedem Medikament auch die Dosis: Wenden Sie Heilkräutertees nicht ohne vorherigen ärztlichen Rat an. Achten Sie zudem darauf, den größten Teil Ihrer täglich benötigten Flüssigkeitsmenge zwischen den Mahlzeiten zu trinken.

Mineralwässer und Heilwässer und bei welchen Erkrankungen sie helfen

Heilwässer unterscheiden sich von Mineral- und Tafelwässern durch ihre hochwertigen, medizinisch relevanten Inhaltsstoffe, die bestimmte Organe wie Darm, Nieren, Haut oder Stoffwechsel unterstützen können. **Elektrolyte und Spurenelemente** (vor allem Kalium, Kalzium und Magnesium), aber auch Bestandteile wie Bicarbonat wirken dem anfänglichen Harnsäureanstieg bei Fasten- und Mayr-Kuren entgegen, unterstützen die Entsäuerung und sind deshalb wichtig für die Beschwerdeprophylaxe. Sulfathaltige Wässer haben zudem eine leicht darmreinigende Wirkung.

Heilwässer unterliegen dem Medikamentenrecht und müssen als Arzneimittel zugelassen werden, weshalb sie auch nach ärztlicher Voruntersuchung, Empfehlung und Dosierung verabreicht werden sollten.

Wie die Darmreinigung eine Rückvergiftung verhindert

Ebenso wichtig wie die reichliche Flüssigkeitszufuhr ist die Sorge für eine regelmäßige Darmentleerung. Da der Darminhalt beim Fasten stark abnimmt, wird der Darm automatisch ruhig gestellt. Damit sind aber die besten Bedingungen für eine Rückvergiftung aus dem Darm gegeben. Die Giftstoffe, die eigentlich zum Ausscheiden bestimmt sind, bleiben länger im Darm liegen und haben so auch länger Kontakt mit der Darmschleimhaut. So können sie diese schädigen oder ins Blut übertreten – dann erfolgt eine Rück- oder Selbstvergiftung aus dem Darm mit den Symptomen Kopfschmerz, Migräne und/oder Schwindel. Führen Sie also auf jeden Fall regelmäßig einen Einlauf durch (siehe Seite 65), sonst riskieren Sie eine Fastenkrise mit unangenehmen Beschwerden wie Müdigkeit, Gereiztheit, Kopfschmerzen oder Übelkeit!

Heilkräuter und ihre Wirkungen

Wirkungen	Geeignete Kräuter
krampflösend, verdauungsfördernd, entblähend	Anis, Kümmel, Fenchel, Melisse
nervenberuhigend, harmonisierend	Melisse, Hopfen, Lavendel
anregend, kreislaufstärkend	Rosmarin, Weißdorn
leberstärkend, galletreibend	Löwenzahn, Mariendistel, Artischocke
harntreibend, gewebsentschlackend, entgiftend über die Haut	Brennnessel, Löwenzahn, Birke, Schachtelhalm, Lindenblüten

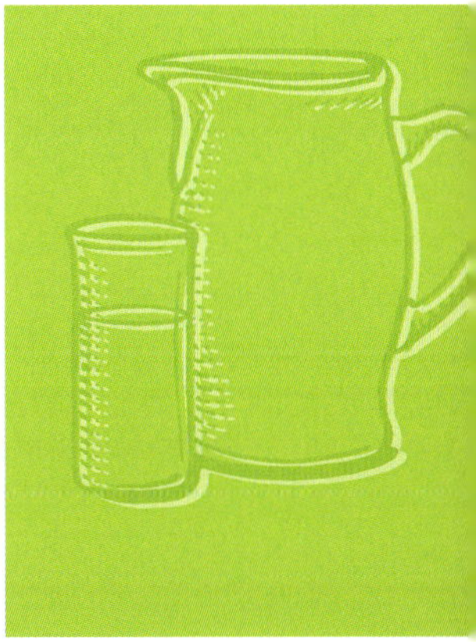

Gebräuchliche Heilwässer empfehlenswert bei …	Atemwegserkrankungen	Blutarmut (eisenhaltig)	Bluthochdruck (salzarm)	Darmerkrankungen	Fettsucht	Gallenleiden	Gicht	Harnwegsleiden	Kalkmangel	Magenleiden	Lebererkrankungen	Sodbrennen	Stoffwechselleiden	Zuckerkrankheit
Adelheidquelle				x				x			x		x	x
Adelholzener Primus-Heilquelle	x			x				x			x		x	
Alexanderquelle				x				x			x			
Birresborner Adonis-Quelle				x		x		x			x			
Biskirchener Heilquelle	x					x		x		x	x			x
Caspar-Heinrich-Quelle				x				x	x		x			
Bad Driburger Bitterwasser				x	x	x								
Dunarisbrunnen				x		x		x		x	x			
Elisabethenquelle				x		x					x		x	
Emser Kränchen	x													
Staatl. Fachingen				x				x			x	x	x	
Friedrich-Christian-Heilquelle				x		x		x			x			
Göppinger Christophsquelle	x			x							x		x	
Heppinger Heilwasser Stilles Wasser				x		x		x			x		x	
Bad Hersfelder Lullusbrunnen				x						x	x		x	
Bad Hersfelder Vitalisbrunnen				x						x	x		x	
Hirschquelle								x			x			
Kaiser-Friedrich-Quelle				x		x		x			x			x
Staatl. Bad Kissingen Rakoczy				x		x					x		x	
Staatl. Bad Kissinger Luitpoldsprudel				x						x	x			
Staatl. Bad Kissinger Maxbrunnen	x							x						
Lamscheider Stahlbrunnen		x									x			
Bad Liebenzeller Paracelsus-Quelle				x			x	x						
Bad Mergentheimer Karls- und Albertquelle				x		x				x	x			
Bad Neuenahrer Heilwasser				x				x		x	x			
Bad Niederauer Römerquelle			x	x		x		x		x	x			
Nürtinger Heinrichsquelle				x		x				x	x			
Rietenauer Heiligenthalquelle				x		x		x			x			
Leopoldsquelle				x		x		x			x			
Romina-Quelle				x		x					x		x	
St.-Anna-Quelle				x		x					x			
St. Georg-Eisen-Heilquelle		x						x			x			
St. Gero-Heilquelle				x		x		x			x		x	
St.-Linus-Heilquelle			x					x						
Sankt Martin						x		x			x			
Staatl. Selters	x			x		x					x		x	
Thauma-Eisen-Heilquelle														
Bad Weilbacher Herzog-Adolf-Quelle		x						x			x			
Wildunger Helenenquelle								x						x
Georg-Viktor-Quelle								x						x
Wildunger Reinhardsquelle								x					x	

Bittersalzlösung zur Spülung des Darms

Der Bittersalztrunk wird jeden Morgen während der F. X. Mayr-Kur eingenommen. Dabei reinigt er den gesamten Darm: Die Salzlösung (Magnesiumsulfat) durchströmt das Darmrohr und schiebt dessen Inhalt wie eine Wassersäule gleichsam vor sich her. Dabei beeinflusst Bitterwasser als **salinisches (isotones) Wasser** im Gegensatz zu anderen Abführmitteln den osmotischen Druck im Darm nicht, nimmt also weder Flüssigkeit auf noch gibt es welche ab. Richtig dosiert, reizt es auch die Darmschleimhaut nicht. Als erwünschten Nebeneffekt regt es die Kontraktion der Gallenblase und damit die **Gallenausschüttung** sowie die Entstauung der Leber an. Da mit der Gallenflüssigkeit Abfallstoffe aus der Leber in den Darm abgegeben werden, hat der Bittersalztrunk zusätzlich eine über die rein mechanische Reinigung hinausgehende entgiftende Wirkung.

Findet trotz des Bittersalztrunks keine Entleerung statt, haben oft giftige Stoffe zu einem Darmkrampf geführt; in diesem Fall sollten Sie einen Einlauf durchführen (siehe Seite 65).

Die Bittersalzlösung ist ein wichtiges Hilfsmittel, um den Darm bei der Selbstreinigung zu unterstützen.

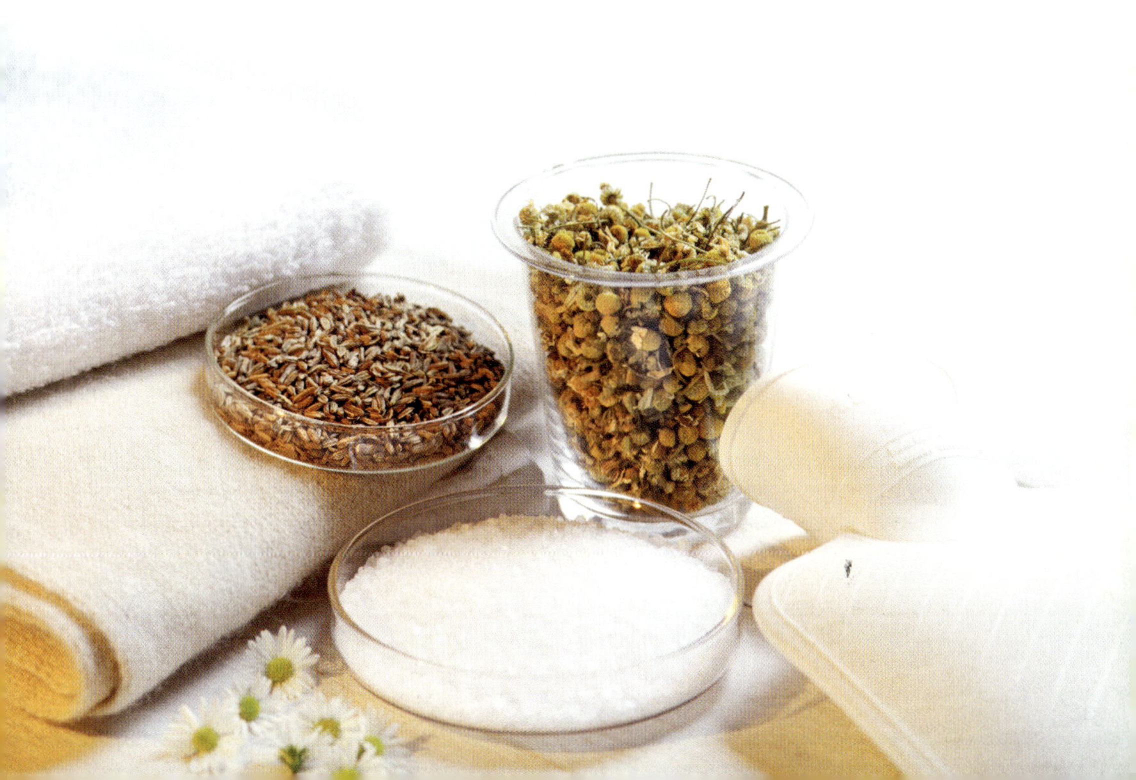

Die ersten Entleerungen sind ebenfalls sehr dunkel und enthalten oft ganz alte, schlecht verdaute **Nahrungsreste**, deren Sie sich endlich entledigen. Später wird der Kot heller und riecht auch weniger. Allerdings werden nicht selten bei einer längeren Kur noch nach 20 Tagen alte Kotreste ausgeschieden!
Die Bittersalzlösung darf nicht zu hoch dosiert werden; bei zu geringer Dosierung besteht allerdings die Gefahr, dass keine effektive Spülwirkung erreicht wird. Die Passage durch den Magen-Darm-Trakt sollte jedoch rasch erfolgen, sonst bleibt die Spülflüssigkeit in den einzelnen Darmabschnitten stecken.

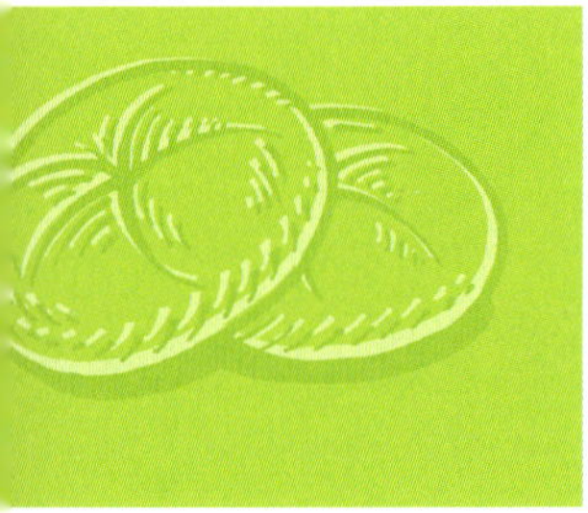

Tipp: außerplanmäßige Reinigung

Eine Darmreinigung können Sie genauso gut außerhalb von Fastenkuren durchführen, wenn Sie – etwa bei drohender Infektgefahr oder auch an Entlastungstagen, die Sie nach ungewohnten Völlereien oder »Säureexzessen« unbedingt einschieben sollten – das Bedürfnis nach einem Großreinemachen im Darm verspüren.

Die Reinigungswirkung eines Einlaufs

Während des Fastens ist es wichtig, auf eine regelmäßige Darmentleerung zu achten. Der Einlauf reinigt den unteren Teil des Darmes, den Dickdarm, und wird zusätzlich zum Bittersalztrunk durchgeführt. Sie benötigen dazu einen **Einlaufbehälter** mit Schlauch und Hahn (erhältlich in der Apotheke), etwas Vaseline und eine wasserdichte Unterlage. Bei Migräne oder Kopfschmerz kann der Einlauf während der ersten Tage und bis sich die Beschwerden gelegt haben auch zweimal täglich durchgeführt werden.
Zunächst mag Ihnen diese Prozedur vielleicht etwas unangenehm erscheinen, doch das Befinden im Anschluss daran ist sehr angenehm. Kopfschmerzen beispielsweise scheinen mit dem Ausfließen des Darminhaltes einfach fortgespült zu werden.

Falls Sie gleichzeitig Medikamente (z. B. Schilddrüsenmittel) einnehmen müssen, befragen Sie vor der Durchführung einer Darmreinigung Ihren Arzt. Die »Pille« erst eine Dreiviertelstunde nach dem Bittersalztrunk schlucken!

Bittersalztrunk richtig anwenden

- 1 gestrichenen Teelöffel Bittersalz (ca. 4 Gramm) abends in einem Wasserglas mit ca. 50 ml Wasser übergießen (es schmeckt dann nicht mehr so bitter).
- Die Lösung morgens mit warmem Wasser bis auf einen Viertelliter auffüllen und möglichst auf einmal trinken
- Danach 30 bis 45 Minuten nichts essen
- Bewegung nach dem Bittersalztrunk fördert die Wirkung
- Anfangs folgen – meist ab dem 2. Tag – mehrere Entleerungen, oft plötzlich nach ca. 1 bis 3 Stunden, später meist nur noch einmal am Tag. Planen Sie jedoch nach der 1. Einnahme keine großen Unternehmungen, da jeder Körper anders auf Bittersalz reagiert.

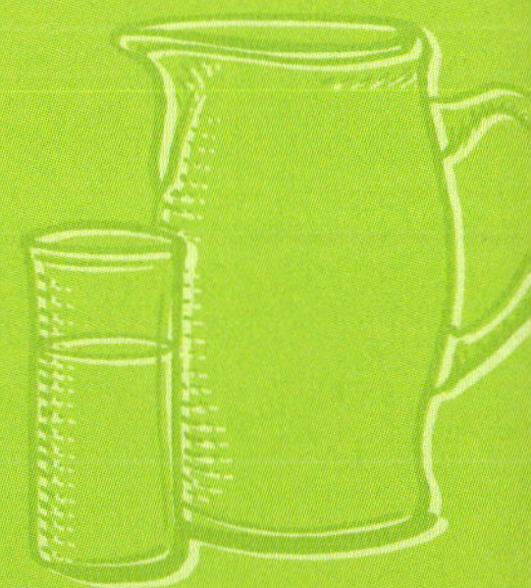

Einlauf richtig anwenden

Folgende Punkte sollten Sie bei einer korrekten Durchführung eines Einlaufs berücksichtigen:

- Einlaufbehälter mit ca. 0,5 bis 1 Liter lauwarmem Wasser füllen (bei Darmkrämpfen kann das Wasser bis 38 °C warm sein)
- Wasser durch den Hahn laufen lassen und Hahn schließen
- Darmschlauch mit Vaseline einfetten
- Bett mit Zellstoff oder Kreppapier abdecken und etwas Papier zurechtlegen, um den Darmschlauch zu reinigen
- Auf die linke Seite legen.
- Unter vorsichtigen Drehbewegungen (niemals Gewalt ausüben!) den Darmschlauch so weit in den After einführen, bis Sie Widerstand verspüren
- Wasser einlaufen lassen, indem Sie den Hahn öffnen
- Hahn wieder schließen, sobald das Wasser eingelaufen ist, dann das Darmrohr entfernen
- Einlauf so lange wie möglich halten.
- Sollte er nicht zurückkommen, ist dies ein Hinweis auf deutlichen Flüssigkeitsmangel – dann müssen Sie unbedingt mehr trinken!

Die »Substitution« – Basenpulver und Mineralstoffe

Die Substitution wurde in der neueren Mayr-Therapie den ursprünglichen drei Mayr-Prinzipien Schonung, Säuberung und Schulung als viertes Prinzip hinzugefügt. Durch die modernen Lebensbedingungen steigt die Säurebelastung der Menschen immer mehr an, und auch das Fasten führt durch die Freisetzung von Schlacken zu einer sauren Stoffwechsellage. Diese Säuren müssen deshalb durch **basische Elektrolyte** neutralisiert werden; zudem wird dadurch auch die Pufferkapazität (Alkalireserve) des Körpers erhöht. Daher sollten zusätzlich zum Fasten **Basenpräparate** eingenommen werden. Die häufigen Darmentleerungen während des Fastens führen dann schnell zur Verschlechterung eines schlummernden Kalium- und Magnesiummangels.

Die Erfahrung in Fastenkliniken zeigt, dass die meisten Patienten bereits mit einem unterschwelligen Mangel an Elektrolyten in die Klinik kommen.

Zeichen für einen Elektrolytmangel

- Unspezifische Zeichen für einen Kalium- oder Magnesiummangel sind Reizbarkeit und Nervosität, depressive Verstimmungen, Muskelschwäche, beschleunigter Puls, Herzrhythmusstörungen, Verdauungsschwäche oder Krampfzustände. In fortgeschrittenem Zustand macht sich der Mangel durch ein Ziehen in den Oberschenkeln oder durch Wadenkrämpfe bemerkbar.
- Bei eventuell zu substituierenden Magnesiumpräparaten ist es jedoch wichtig, dass sie überhaupt im Darmkanal ins Blut übergehen können. Klinisch bewährt hat sich die Verbindung Magnesiumorotat.
- Auch Kalium sollte ergänzt werden, wenn Sie auf das Bitterwasser hin häufige Entleerungen haben oder häufig Einläufe machen. Die am besten geeignete Anwendungsform ist die (zuckerfreie) Brausetablette, da Kalium an der Magenschleimhaut leicht aggressiv wirkt und deshalb mit Wasser verdünnt wird.
- Medikamentenpflichtige bzw. kranke Personen müssen vor der sehr empfehlenswerten Einnahme solcher Präparate dennoch unbedingt ihren Arzt befragen!

Empfohlene Dosierung von Mineralstoff- und Basenpräparaten während der Fastenkur

Präparat	Morgens	Mittags	Abends
Basenpulver ½-1 Stunde vor oder nach dem Essen, letzte Einnahme um ca. 22.00 Uhr	1 – 2 TL	1 – 2 TL	1 – 2 TL
Magnesiumorotat	1 – 2 Tabletten	1 – 2 Tabletten	1 – 2 Tabletten
Zuckerfreie Kalium-Brausetabletten (25 mmol), nach dem Essen einnehmen		1 Brausetablette	1 Brausetablette

(Basenpulver und Mineralstoffpräparate sind erhältlich in Apotheken, Drogerien und Reformhäusern)

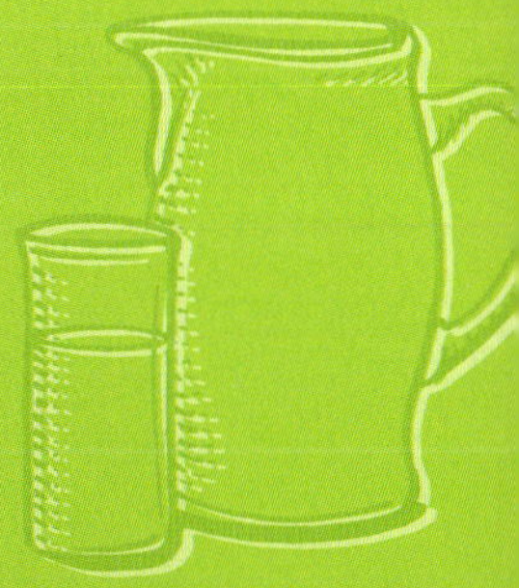

Die Basenbrühe als weiterer Pfeiler der Mayr-Kur

Die Basenbrühe (siehe Rezept auf nächster Seite) verbindet durch ihren Gehalt an basischen Stoffen die Übersäuerung von Blut und Geweben während des Fastens. Diese **Brühe** können Sie ganz einfach zubereiten und auf Vorrat einfrieren. Geeignet ist vor allem Wurzelgemüse.

Die Entgiftung unterstützen

Sobald Sie mit dem Fasten begonnen haben, werden Sie feststellen, dass die Entgiftung keine graue Theorie ist:

- Ihr **Körpergeruch** verändert sich (Entgiftung über die Haut).
- Auf der **Zunge** bildet sich ein weiß bis gelblicher oder grauer Belag.
- Teilweise sondert die **Augenbindehaut** verändertes Sekret ab.
- Bei Frauen kann sich der **Ausfluss** verstärken (Entgiftung über die Schleimhäute).
- **Mundgeruch** entwickelt sich (Entgiftung über die Lunge).
- **Urin** verändert sich in Farbe und Geruch (Entgiftung über die Nieren).
- Der **Stuhlgang** riecht zunächst intensiver als sonst (Entgiftung über Leber, Galle und Darm).

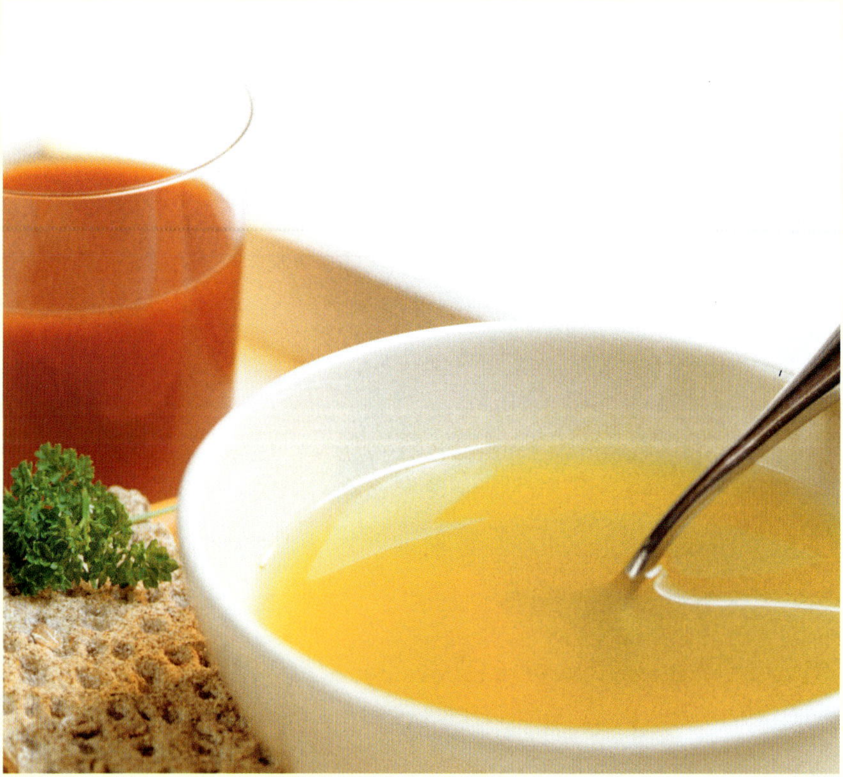

- 1 große Kartoffel
- 1 Möhre
- nach Belieben 50 g Sellerie, 1 Zucchini oder 50 g Petersilienwurzel, Petersilie oder Liebstöckel zum Würzen (sehr sparsam)
- 1 Spritzer Sahne

Basenbrühe

Das Gemüse sehr klein schneiden und mit 1 Liter Wasser kalt ansetzen und 20 Minuten mehr ziehen als kochen lassen – dann sind alle basischen Mineralstoffe ins Kochwasser übergangen. Die Brühe abseihen, dabei das Gemüse in einem Sieb zurückbehalten.

Bei der Mayr-Kur verwenden Sie nur die Brühe, die Sie sehr sparsam mit Steinsalz oder Hefeflocken und nur wenig großzügiger mit Kräutern würzen. Nehmen Sie pro Mahlzeit ¼ bis ½ Liter zu sich, verfeinert mit einigen Tropfen Sahne. Den Rest bewahren Sie für die folgenden Tage auf.

Positive Zeichen sind spätestens ab dem dritten Tag:

- Der **Speichel** wird dünnflüssiger.
- Die **Augen** werden klarer.
- Der **Bauch** wird kleiner (der »epigastrische Winkel« verkleinert sich täglich um 10 bis 20 Prozent und nähert sich so stetig seinem Ideal von 30 °; siehe Seite 30).
- Der **Urin** wird heller.
- **Verspannungen** (körperliche und psychische) lösen sich.
- Der **Schlaf** wird besser.
- Die **Fitness** wächst.
- **Schmerzen** können verschwinden.

Alle diese Veränderungen sind ein Zeichen dafür, dass die Entgiftung des Körpers eingesetzt hat – und dass die Entgiftungskur demzufolge notwendig war. Diesen Entgiftungsprozess können Sie mit geeigneten Begleitmaßnahmen noch zusätzlich unterstützen.

Entgiften mit der Bauchbehandlung nach F. X. Mayr

Aus einer ärztlich geführten ambulanten oder stationären Mayr-Kur ist die von Mayr entwickelte Bauchbehandlung nicht wegzudenken. Seit langem in der klassischen Mayr-Kur bewährt haben sich auch Wasseranwendungen nach Kneipp, die sowohl die Entgiftung fördern als auch den Kreislauf stützen und zusätzlich zur **Entspannung** beitragen. Und auch einige Wellnessanwendungen fördern die Entgiftung und Entschlackung des Körpers – etwa ein Entsäuerungsbad mit Bicarbonat und gymnastischen Bewegungen.

Die Bauchbehandlung nach F. X. Mayr

Die Bauchbehandlung ist ein sehr angenehmer Bestandteil der Komponente »Schulung«. Sie erfordert viel Fingerspitzengefühl vom erfahrenen Arzt und Therapeuten und ist nur in speziellen Mayr-Kursen zu erlernen. Sie **regt die Darmtätigkeit mild an**, fördert die Entspannung der Darmabschnitte und steigert die Durchblutung und den Lymphabfluss. Auch der Bauchumfang verkleinert sich messbar, der Bauch wird straffer und schöner.

Führen Sie die Bauchbehandlung auch mit Ihrem Partner durch – die Teamarbeit verstärkt die wohltuende und entspannende Wirkung dieser Anwendung!

Unterstützung der Leber – Leberwickel

Die Leber leistet beim Entgiften Schwerstarbeit. Mit einem feuchten Leibwickel (vor oder nach dem Essen) können Sie die Lebertätigkeit aktiv unterstützen. Sie sollten sich dafür aber genügend Zeit nehmen, da er mindestens eine Dreiviertelstunde angelegt bleiben muss. Eine Alternative zum Leberwickel ist die heiße Rolle (siehe Seite 59).

Leberwickel richtig anwenden

Sie benötigen:

- 1 Leintuch (ca. 40 x 190 cm)
- 1 Baumwolltuch (ca. 50 x 190 cm)
- 1 Wolltuch / Wolldecke, zusammengefaltet auf ca. 45 x 190 cm

Anwendung:

- Tauchen Sie das Leintuch in ca. 45°C warmes Wasser, drücken Sie es aus und wickeln Sie es sich so um den Körper, dass der obere Tuchrand in Höhe des Rippenbogens liegt, der untere Tuchrand etwa eine Handbreit unterhalb der Leiste.
- Über das Leintuch wird das Baumwolltuch geschlagen, abschließend folgt das Wolltuch.
- Der Leberwickel darf nicht als kalt empfunden werden. Falls doch, legen Sie eine Wärmflasche über den Leibwickel. Bleiben Sie nun entspannt liegen. Nach frühestens einer halben Stunde, meist aber erst später kommt es zu verstärktem Schwitzen. Sie sollten dann noch weitere zehn Minuten ruhig liegen bleiben.
- Wichtig: Sollten Sie trotz aufgelegter Wärmflasche frieren, nehmen Sie den Wickel bitte sofort ab!

Trockenbürstenmassage – sanfte Kreislaufanregung

Das Trockenbürsten regt die Hautdurchblutung und den Kreislauf an. Letzteres ist vor allem zu Beginn des Fastens sehr willkommen, wenn der Kreislauf ab und zu noch instabil ist. Die gesteigerte **Hautdurchblutung** unterstützt zudem die Entgiftung über die Haut.

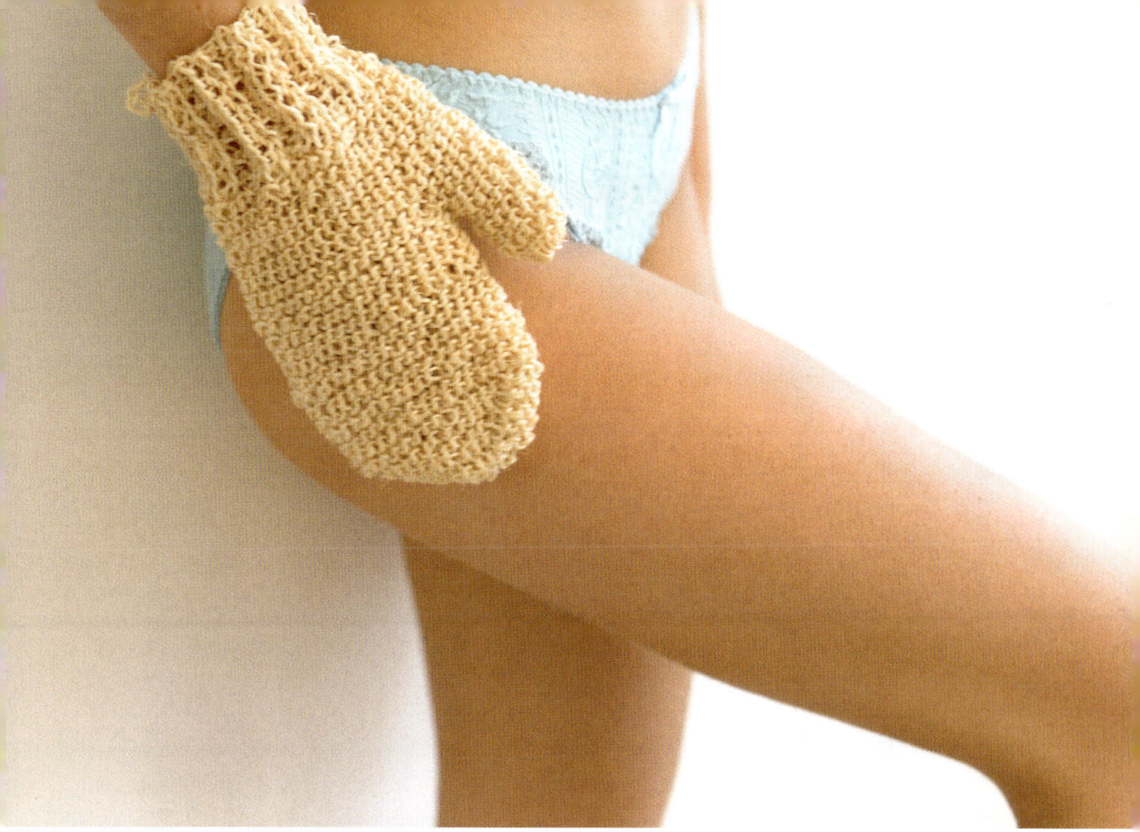

Sie benötigen eine Bürste mit nicht zu harten Borsten. Bevorzugen Sie hierbei Naturborsten. Vorteilhaft sind ebenfalls eine Schlaufe und ein Stiel, so dass Sie alle Körperpartien bequem erreichen.

Beim Trockenbürsten werden alte Hautschüppchen abgetragen und die Durchblutung gefördert.

Trockenbürstungen richtig anwenden

- Beginnen Sie mit dem Bürsten herzfern, am besten auf dem rechten Fußrücken. Vergessen Sie die Fußsohlen dabei nicht. Streichen Sie am Bein kräftig erst außen nach oben, dann innen nach unten.
- Dasselbe am linken Bein wiederholen. Danach folgt das Gesäß.
- An den Armen erst die Außenseite, dann die Innenseite kräftig vom Handgelenk in Richtung Schulter bürsten – erst den rechten, dann den linken Arm.
- Die Brust bürsten Sie zum Brustbein hin, den Bauch im Uhrzeigersinn.
- Danach den Nacken und den Rücken erst oben, dann unten bürsten.
- Mit einer besonders weichen Bürste können Sie auch das Gesicht mit einbeziehen. Sparen Sie jedoch die empfindliche Augenpartie aus.
- Bürsten Sie stets so intensiv, dass sich die Haut leicht rötet.

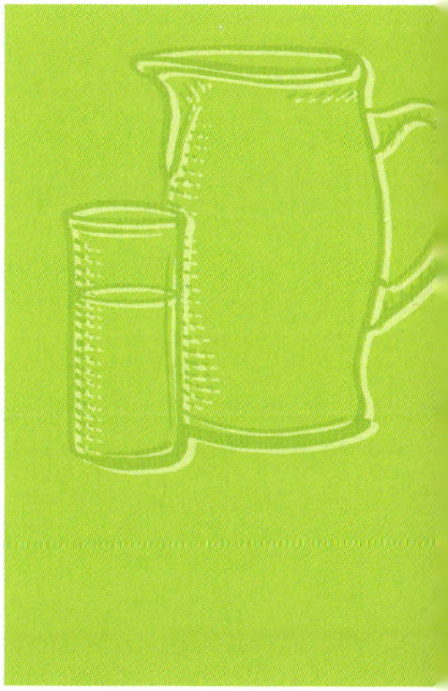

Warmes Wasser bringt das vegetative Nervensystem ins Lot

Warmes Wasser hat primär einen beruhigenden Effekt. Warme Wasseranwendungen eignen sich daher besonders gut, um den Organismus auf **Ruhe und Entspannung** einzustimmen. Nur in diesem Zustand können Entgiftung und Entschlackung optimal ablaufen. Außerdem wird bei regelmäßiger Anwendung das vegetative Nervensystem stabilisiert und reagiert dadurch nicht mehr so empfindlich auf Stressreize. Entsprechend steigen auch Ihre Stimmung und Ihr Allgemeinbefinden.

Dreiviertelbad

Das Dreiviertelbad unterstützt die Entgiftung über die Haut, wirkt aber gleichzeitig auch entspannend. Ein Vollbad ist während des Fastens nicht geeignet, weil es den Kreislauf zu stark belasten würde.

Für ein Dreiviertelbad füllen Sie die Badewanne, bis der Wasserspiegel im Liegen in der Mitte zwischen Rippenbogen und Nabel steht. Die Badedauer beträgt ca. 15 bis maximal 20 Minuten – bis Sie sich schön warm und behaglich fühlen. Das Bad wird mit einem kühlen Abguss abgeschlossen. Verschiedene Badezusätze unterstützen die Wirkung:

Falls Sie unter niedrigem Blutdruck leiden, geben Sie einen Rosmarin-Badezusatz ins Wasser; dieser wirkt zusätzlich kreislaufanregend.

- Rosmarin (anregend – deshalb nicht abends verwenden)
- Fichten-, Latschenkiefernadeln (durchblutungssteigernd)
- Molke, Haferstroh (hautpflegend, besonders bei Ekzemen geeignet)
- Hopfen, Melisse, Baldrian (beruhigend)

Sie können ein Fertigprodukt kaufen oder auch 1 bis 2 Esslöffel des Heilkrauts in einer kleineren Schüssel ansetzen. Dazu streuen Sie das Heilkraut in einen Teefilter, übergießen den mit kochendem Wasser, lassen das Ganze dann 5 bis 10 Minuten ziehen und geben es anschließend zum Badewasser.

Sauna

Bei der Sauna sind starke Heißluft- und Kaltwasserreize miteinander kombiniert. Die Hauttemperatur steigt, und mit dem **Schweiß** werden Stoffwechselschlacken (vor allem Harnstoff und Milchsäure) ausgeschieden. Folgende **Saunaregeln** sollten Sie beachten:

- Nehmen Sie sich immer genügend Zeit für die Sauna. Während einer Fastenkur ist diese Regel noch wichtiger als während des normalen Alltags.
- Neigen Sie zu niedrigem Blutdruck, reagiert der Kreislauf während des Fastens meist labiler als sonst. Setzen Sie sich deshalb nicht abrupt auf!
- Fangen Sie gemäßigt an – zum Beispiel anfangs mit 2-mal 8 Minuten, später erhöhen Sie dann bis 2-mal 15 Minuten. Auf der untersten Stufe ist die Kreislaufbelastung am niedrigsten – der Temperaturunterschied Decke zu Boden beträgt bis zu 40 °C!
- Trinken zwischen den Saunagängen beeinträchtigt die Entgiftungswirkung des Bindegewebes. Trinken Sie daher erst im Anschluss an die zweite Ruhepause, und zwar reichlich Mineral- oder Heilwässer.
- Bei Neigung zu erhöhtem Blutdruck verzichten Sie auf das Tauchbad und brausen sich lediglich kühl ab. Bei stärkerer Blutdrucklabilität können Sie auf den kalten Wasserreiz auch verzichten – der Reiz der kühlen Luft reicht dann aus.

Achten Sie beim Saunieren abschließend immer auf eine gute Wiedererwärmung, besonders der Hände und Füße – oft hilft ein warmes Fußbad.

Kreislaufanregende Kneippanwendungen

Beim Kurenden schaltet der Körper auf größte Ökonomie um. Bei einigen Fastenden kann der **Blutdruck** deshalb zumindest phasenweise sehr niedrig oder instabil sein. Gehen Sie die Dinge dann gemütlich an, und vermeiden Sie abrupte Lageänderungen. Mit kreislaufstützenden Anwendungen können Sie zudem die Durchblutung und damit auch die Entgiftung ankurbeln.

Wechseldusche

Duschen Sie so lange bei verträglicher Temperatur, bis Sie angenehm durchwärmt sind. Anschließend drehen Sie auf temperiert oder kalt und beginnen, sich herzfern abzuduschen. Brausen Sie erst das rechte Bein, dann das linke, den rechten Arm, dann den linken (jeweils immer erst die Außen-, dann die Innenseite), dann Brust, Bauch, Nacken und Rücken, gegebenenfalls auch das Gesicht ab. Anfangs kann das kalte Wasser noch temperiert sein, nach einigen Anwendungen wird Ihr Kreislauf geübt, und Sie vertragen es immer kälter.

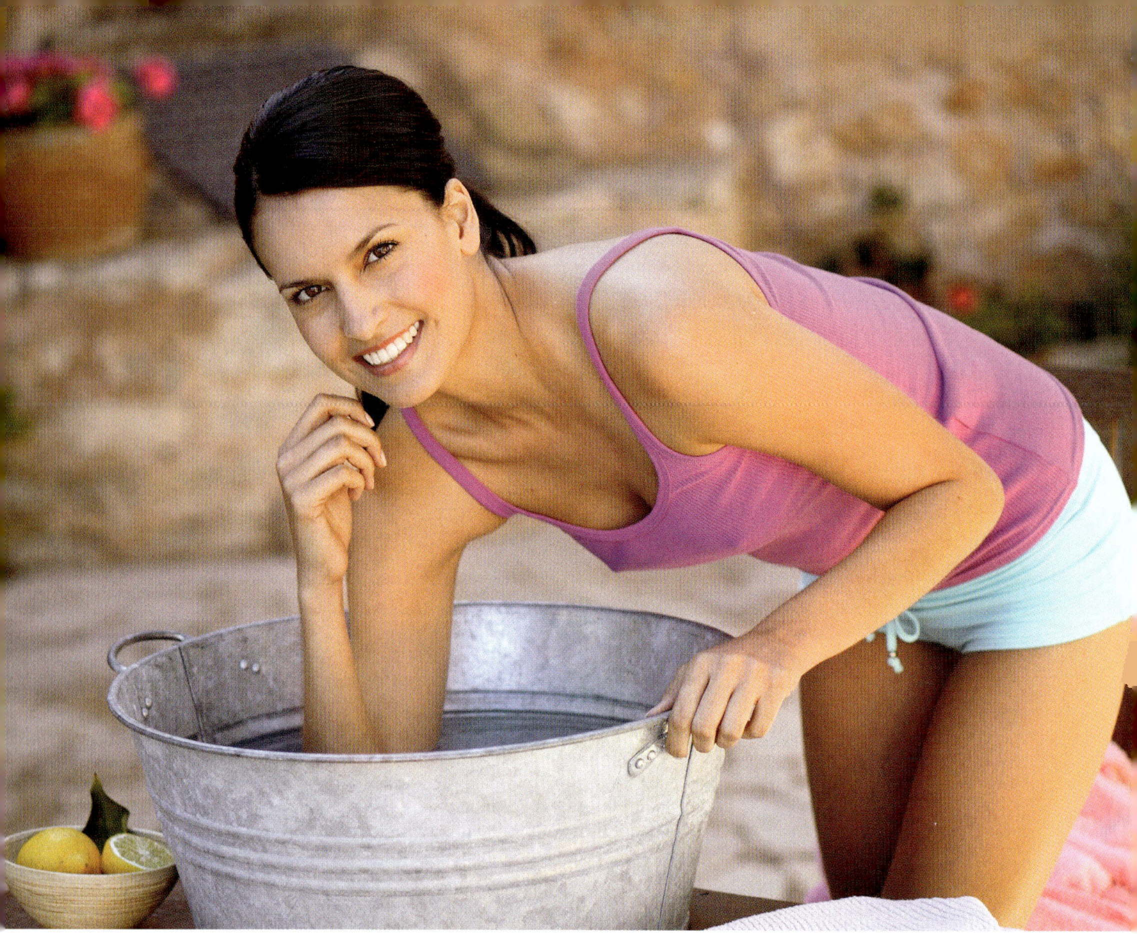

Das Wechselarmbad ist die »Tasse Kaffee der Naturheilkunde« und hilft bei niedrigem Blutdruck.

Wechselarmbad

Sie benötigen ein Waschbecken mit 36 bis 38 °C warmem Wasser (eventuell auch heißer) und ein zweites Waschbecken oder eine Wanne mit maximal 18 °C kaltem Wasser.

- Setzen Sie sich bequem vor das Waschbecken.
- Legen Sie beide Arme etwa 15 Minuten lang ins warme Wasser, bis Ihnen angenehm warm ist. Entspannen Sie dabei den Nacken und die Schultern.
- Nun tauchen Sie die Arme etwa 5 bis 10 Sekunden lang ins kalte Wasser. Beides wiederholen Sie dann: lange warm, kurz kalt.
- Streifen Sie dann das Wasser mit den Händen ab, ohne sich abzutrocknen. So steigern Sie den Kältereiz und die darauf folgende Wärmereaktion des Körpers.
- Nach dem Wechselarmbad sollten Sie für kurze Zeit ruhen oder sich bewegen, z. B. bei einem Spaziergang.

Armguss

Die Alternative zum Wechselarmbad ist der Armguss, den Sie auch schnell mal unterwegs an jedem Waschbecken durchführen können.

- Krempeln Sie Ihre Ärmel möglichst weit hoch. Beginnen Sie beim rechten Arm.
- Lassen Sie nun einige Sekunden bis Minuten lang kaltes Wasser am Arm herunterlaufen.
- Streifen Sie das Wasser hinterher nur ab, ziehen Sie warme Kleidung darüber und bewegen Sie sich oder legen Sie sich hin.

Wassertreten

Wassertreten ist die Kneipp-Maßnahme schlechthin. Gibt es in Ihrer Nähe kein öffentliches Kneipp-Becken, eignet sich auch die Badewanne zu Hause. Wichtig ist, dass Sie das Wassertreten mit warmen Füßen beginnen.

- Füllen Sie die Badewanne oder einen großen Eimer mit 8 bis 18 °C kaltem Wasser. Das Wasser sollte dabei bis knapp unter die Knie reichen.
- Stellen Sie sich mit beiden Beinen ins Wasser und heben Sie dann im »Storchengang« immer abwechselnd ein Bein ganz aus dem Wasser.
- Wiederholen Sie das Wassertreten so lange, bis es Ihnen zu kalt wird.
- Danach streifen Sie das Wasser nur ab, ziehen sich warm an und bewegen sich oder legen sich ins Bett.

Kalte Füße? Machen Sie vor dem Wassertreten ein warmes oder temperaturansteigendes Fußbad oder einen Spaziergang.

Grundsätzliches zu allen Wasseranwendungen

- Kaltes Wasser niemals auf kalte Haut oder einen ausgekühlten Körper bringen. Erwärmen Sie sich vor einer Kaltanwendung durch Bewegung, Bettwärme oder warmes Wasser.
- Fangen Sie bei Wechselanwendungen immer mit dem warmen Teil an und schließen Sie mit dem kalten.
- Nach einer Wasseranwendung sollten Sie sich wohl fühlen und innerhalb von 15 bis 20 Minuten wieder vollständig erwärmt sein.

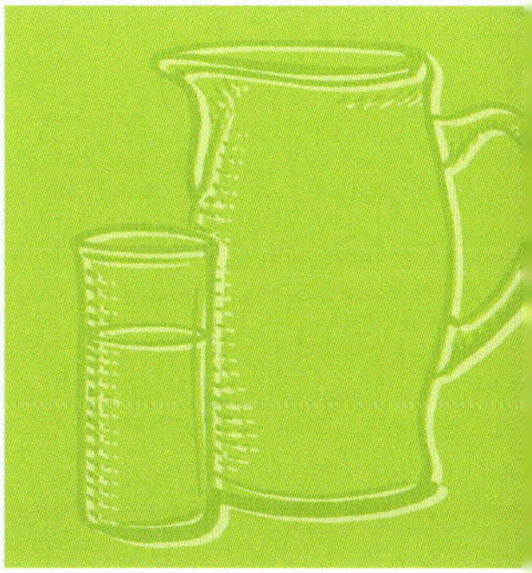

Das warme Fußbad – für einen erholsamen Schlaf

Das warme Fußbad hat eine spezifisch schlaffördernde Wirkung. Stellen Sie das Gefäß zum einfacheren Befüllen und Entleeren in die Dusch- oder Badewanne.

- Sie benötigen eine Fußbadewanne oder einen großen Eimer und ein Badethermometer.
- Füllen Sie das Gefäß mit 36 bis 38 °C warmem Wasser (eventuell auch heißer). Der Wasserspiegel reicht bis unter das Knie, bei Venenleiden allerdings nur bis zum Knöchel.
- Baden Sie nun Ihre Füße für ca. 15 Minuten. Achten Sie dabei auch auf eine angenehme Umgebungstemperatur und warme Kleidung.

Leiden Sie an Einschlafstörungen, so ist das warme Fußbad oder auch das Wassertreten empfehlenswert.

Entspannungsverfahren für Körper und Seele

Gerade beim Fasten ist es wichtig, den Körper zur Ruhe kommen zu lassen – er kann sich dann umso gründlicher der Entgiftung widmen. Eine **Verminderung der Stressreaktion** kommt immer auch der Durchblutung der Verdauungsorgane zugute. Doch nicht nur vor den Mahlzeiten, sondern während der gesamten Fastenzeit profitieren Sie von zusätzlichen Entspannungsmaßnahmen. Sowohl das Autogene Training als auch die Progressive Muskelentspannung nach Jacobson lernen Sie am besten unter Anleitung. Während einer ärztlich geleiteten ambulanten oder stationären Kur wird Sie der Arzt an erfahrene Therapeuten verweisen.

Wenn Sie zu Hause kuren, nutzen Sie das Angebot der Kneippvereine in Ihrer Nähe, um die verschiedenen Entspannungstechniken richtig zu erlernen.

Autogenes Training

Beim Autogenen Training handelt es sich um eine Art Selbsthypnose, bei der Sie sich gezielt bestimmte Szenen vorstellen. Ein Beispiel: Sie sind ein Vogel, der majestätische Kreise am Himmel zieht – oder Sie liegen in einem Boot in ruhigem Gewässer ... Dabei beobachten Sie die körperlichen Auswirkungen der Entspannung: Arme und Beine werden warm und schwer. Das **Wärmegefühl** ist eine Folge der besseren Durchblutung, das Schweregefühl lässt sich auf die Muskelentspan-

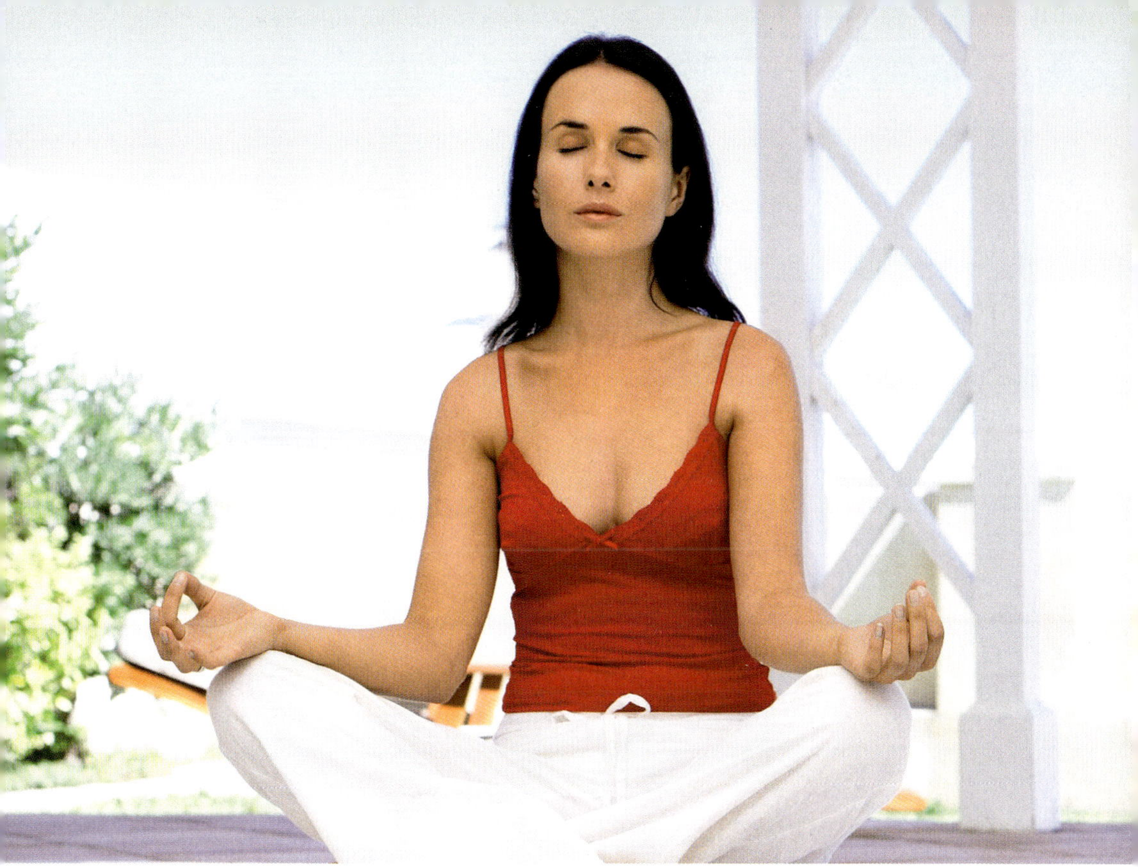

nung zurückführen. Durch Selbstsuggestion lernen Sie, dieses wunderbare Gefühl der Wärme und Schwere bewusst herbeizuführen. Die eintretende körperliche Entspannung führt auch zu einer psychischen Entspannung.

Richtig tief entspannen können tut so gut – jeder kann es leicht erlernen.

Progressive Muskelentspannung nach Jacobson

Fällt es Ihnen eher schwer, sich bildhafte Szenen vorzustellen, dann ist die progressive Muskelentspannung vielleicht besser für Sie geeignet. Bei dieser Methode lernen Sie, die Muskelanspannung und -entspannung genau zu beobachten. Machen Sie gleich einen Versuch: Ballen Sie fest die rechte Faust und halten Sie diese Spannung für einige Sekunden. Nun lassen Sie los und achten darauf, wie sich die entspannte Hand nun anfühlt. Durch den starken **Kontrast zwischen Anspannung und Entspannung** erfahren Sie die völlige Entspannung. Im Prinzip können Sie alle Muskelgruppen des Körpers bewusst anspannen und dann wieder lockern. Das Ergebnis ist eine tiefe Entspannung des ganzen Körpers – vor allem verspannter Bereiche wie dem Nacken.

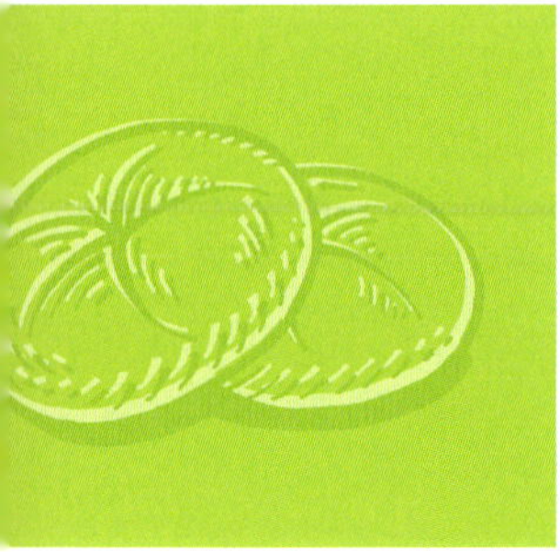

»Der beste Weg zur Gesundheit ist der Fußweg«

Maßvolle Bewegung ohne Leistungszwang regt die Darmtätigkeit an und wirkt vertiefend auf die Atmung, so dass auch dadurch vermehrt Schlacken abgebaut werden können. Außerdem wird die Entgiftung durch die Anregung der Zirkulation verbessert. Ein sanftes Ausdauertraining – z. B. in Form von Walking oder Radfahren – wirkt während des Fastens, aber auch auf lange Sicht ausgleichend auf das vegetative Nervensystem.

Meditation

Für die Meditation suchen Sie möglichst einen Ort auf, an dem Sie sich wohl fühlen und an dem Sie völlig ungestört sind. Versuchen Sie, abzuschalten und Ihre **Gedanken schweifen zu lassen**. Nichts Unangenehmes soll sie dabei berühren. Ihre Atmung wird schließlich ruhiger, der Puls niedriger, die Muskulatur entspannt sich, die Gefäße entkrampfen sich, die Bauchorgane werden ruhig gestellt und die Hirnfunktionen verlaufen harmonischer – damit ist die Umstellung von der Leistungsphase in die Erholungsphase erfolgt.

Weitere Entspannungsübungen

Immer mehr finden auch fernöstliche Atem- und Entspannungsübungen Eingang in unsere hektische westliche Zivilisation: Qi Gong, Yoga oder auch das Schattenboxen stellen eine Form der Heilgymnastik dar, die Atemübungen, Kreislauftraining, Entspannungsverfahren, aber auch Selbstmassage (z. B. Akupressur) in sich vereint und auf diesem Weg das zumeist verloren gegangene Gleichgewicht von Körper und Seele wiederherzustellen vermag.

Die Vorfastenphase

Mit dem Fasten sollte man nicht einfach von heute auf morgen beginnen und danach genauso abrupt wieder zur gewohnten Tagesordnung übergehen. Ihr Körper würde diese rasche Umstellung schwerer verkraften. Daher sollten Sie sich immer einige Tage für die Vorfastenphase freihalten.

Trinken Sie jetzt schon morgens Ihren Bittersalztrunk und warten Sie danach noch 45 Minuten mit dem Frühstück. Essen Sie an diesem Tag nur Leichtverdauliches – nichts Fettes und Gebratenes – und kauen Sie jeden Bissen ganz bewusst 40 – 50-mal. Hören Sie auch auf zu essen, sobald Sie satt sind. Trinken Sie heute auch schon deutlich mehr als sonst – mindestens eine Flasche Mineral- oder Heilwasser oder eine Kanne Tee mehr –, und versuchen Sie bereits auf Kaffee, Schwarztee und Alkohol zu verzichten oder den Konsum zumindest deutlich einzuschränken. Vielleicht probieren Sie statt Kaffee zur Einstimmung auch schon einmal Malzkaffee. Abends sollten Sie nur noch wenig und vor allem früh (bis spätestens 17.00 Uhr) essen, z. B. einige Scheiben Knäckebrot und etwas Magerquark. Danach trinken Sie nur noch jeweils ein Kännchen Kräutertee um 19.00 und um 21.00 Uhr. Gehen Sie früher zu Bett. Für die Vorkur müssen Sie sich noch keinen Urlaub nehmen.

Mit einer solchen Vorkur erleichtern Sie sich den Einstieg ins Fasten erheblich, wodurch auch die Umstellung problemloser klappt.

Wappnen Sie sich vor allem gegen die Versuchungen, die in der kommenden Zeit immer wieder auf Sie einstürmen werden. Versuchen Sie für die Fastenphase auch, mit alten Gewohnheiten zu brechen – beim Fernsehen etwa könnten Sie nämlich schnell die gewohnten Knabbereien vermissen und in arge Gewissenskonflikte geraten. Beschäftigen Sie sich in der Vorfastenphase ganz bewusst mit den Dingen, für die Ihnen sonst die Zeit fehlt.

Was Sie vor dem Fasten nicht tun sollten

Viele Menschen langen vor dem Fasten noch einmal tüchtig zu, im Vertrauen darauf, dass der angefutterte Speck beim Fasten schon wieder einschmelzen wird. Dann dauert es aber umso länger, bis Schlacken freigesetzt werden. Die ersten Fastentage gehen bei diesem Verhalten meist völlig dafür verloren, die überflüssigen Pfunde wieder loszuwerden – während sich Ihr Körper doch gleich von Anfang an darauf konzentrieren sollte, zu entgiften. Ersparen Sie sich die unnötige Verzögerung!

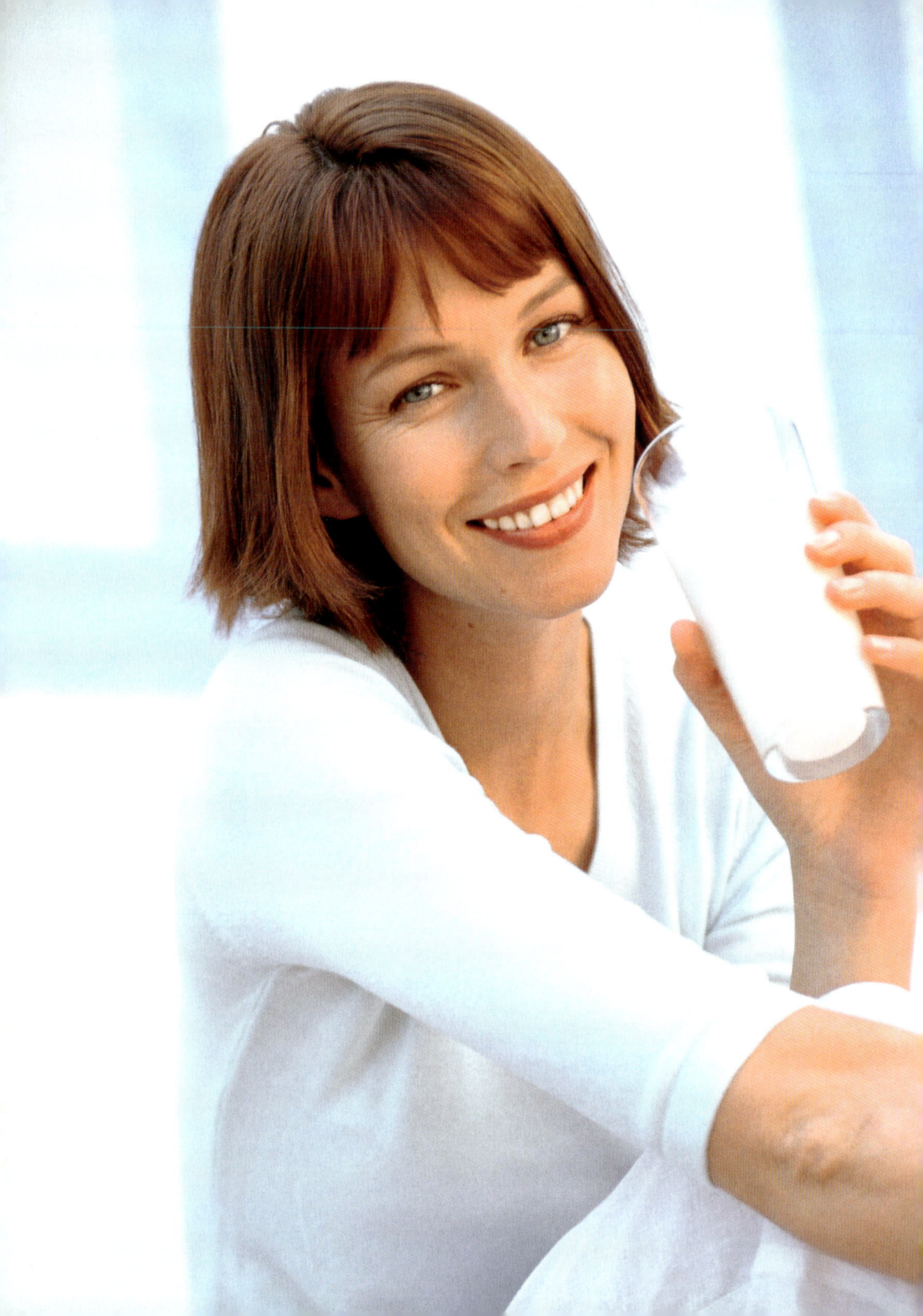

Die richtige Durchführung des F.X. Mayr Fastens

Mal lang, mal kürzer – Mayr für alle Lebenslagen

Die klassische Mayr-Kur, aus der Sie den bestmöglichen Gewinn ziehen, dauert in der Regel vier Wochen, verkürzt **drei Wochen**. Hinzu kommen noch die Vorfasten- sowie die Aufbauphase. Doch sind zu Hause in abgeschwächter Form auch kürzere Fastenzeiten möglich – von **einer Woche** bis zu **einem Wochenende**, von einzelnen Entlastungstagen bis zu einem »**Mayr-Abend**«. Keine andere Fastenkur trägt dabei den persönlichen Bedürfnissen des Fastenden so weitgehend Rechnung.

Das Schöne an einer Mayr-Kur: Sie können sie ganz auf Ihre persönlichen Bedürfnisse abstimmen und entscheiden selbst über die Länge der Kur.

Die Fastenpläne im Einzelnen

Für welche Fastenform auch immer Sie sich entscheiden, Sie tun damit in jedem Fall einen wichtigen Schritt auf dem Weg zu mehr Gesundheit und Wohlbefinden, ob Sie nun die Milch-Semmel-Kur wählen oder alternativ eine Gemüsesuppe, gedünstetes Gemüse oder auch eine leichte Vitalkost zu sich nehmen. Die Check- und Einkaufsliste für die Mayr-Kur finden Sie auf Seite 48/49, die einzelnen Vitalkost-Stufen auf Seite 109.

Essregeln für die Milch-Semmel-Kur:

- **Nehmen Sie einen kleinen Bissen** Semmel und kauen Sie ihn gründlich. Schlürfen Sie von einem Teelöffel einen Schluck Milch dazu.
- **Kauen Sie alles zusammen** sehr gründlich ca. 40–50-mal, bis es süß schmeckt – erst dann hinunterschlucken.
- **Nehmen Sie sich für jeden** einzelnen Bissen viel Zeit und essen Sie so lange, bis Sie sich gesättigt fühlen. Hören Sie dann auf zu essen.
- **Wenn Sie alles richtig machen**, brauchen Sie etwa 20 Minuten, bis Sie satt sind – den Rest des Brötchens heben Sie sich für eventuellen Heißhunger auf. Ideal wäre jetzt ein kurzer Spaziergang.

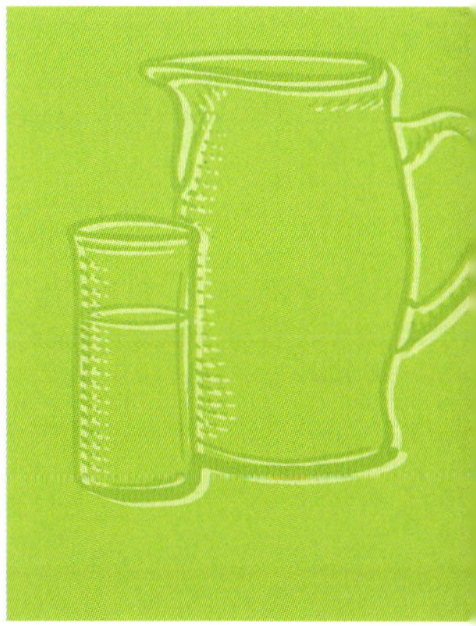

Der 3-Wochen-Plan

Für die 3-Wochen-Kur nehmen Sie sich am besten in der ersten Woche Urlaub. Bedenken Sie auch, dass Sie nach den drei Wochen noch mindestens eine Woche für den Aufbau benötigen.

1. Tag

Am Morgen räkeln, dehnen und strecken Sie sich erst einmal ausgiebig im Bett. Nach dem Aufstehen lockern Sie Ihre Arme und Beine, öffnen das Fenster ganz weit und atmen tief durch. Und dann kann's auch schon losgehen!

- **Bittersalztrunk.** Nehmen Sie zunächst Ihren Bittersalztrunk ein (Zubereitung siehe Seite 65).
- **Einlauf.** Sie können nach dem Bittersalztrunk einen Einlauf machen.
- **Bauchbehandlung.** Jetzt können Sie sich noch einmal ins Bett legen und die Bauchbehandlung mit Atemübungen durchführen (siehe Seite 70).
- **Wiegen.** Nach dem morgendlichen Toilettengang wiegen Sie sich und notieren Ihr Gewicht.
- **Basenpulver und Magnesiumpräparat.** Vor dem Frühstück nehmen Sie 1 bis 2 gehäufte Teelöffel Basenpulver, das Sie in einen Viertelliter Wasser einrühren. Zusätzlich nehmen Sie 1 - 2 Tabletten von dem Magnesiumpräparat ein.
- **Milch-Semmel-Frühstück.** Frühestens 45 Minuten, besser aber erst eine Stunde nach dem Bittersalztrunk dürfen Sie sich erstmals auf Ihr Milch-Semmel-Frühstück freuen, das Sie nun die nächsten drei Wochen täglich begleiten wird. Und denken Sie immer an die peinlich genaue Einhaltung der Essregeln nach F. X. Mayr (siehe Seite 83).
- **Basenbrühe.** Um 10.00 Uhr nehmen Sie $^1/_4$ bis $^1/_2$ Liter der Basenbrühe ein (Zubereitung siehe Seite 68).
- **Vor dem Mittagessen ruhen.** Ruhen Sie sich vor dem Mittagessen 15 bis 30 Minuten aus. Machen Sie eine feucht-warme Leibauflage oder legen Sie einen Wickel an. Zur Not tut es auch eine Wärmflasche.
- **Basenpulver.** Gegen 11.30 Uhr nehmen Sie wieder 1 bis 2 Teelöffel Basenpulver ein.
- **Mittagessen.** Das Mittagessen verläuft genauso wie das Frühstück: Die Mayr-Semmel wird zusammen mit der Milch gründlich eingespeichelt und gekaut. Denken Sie auch daran, eine Stunde danach nichts zu trinken.
  Der Kreislauf kann heute instabil sein: Stehen Sie deshalb immer nur langsam auf und vermeiden Sie alles, was den Blutdruck weiter senken könnte: Sonnenbaden, heiße Dusche, heißes Vollbad oder zu lange Saunagänge.

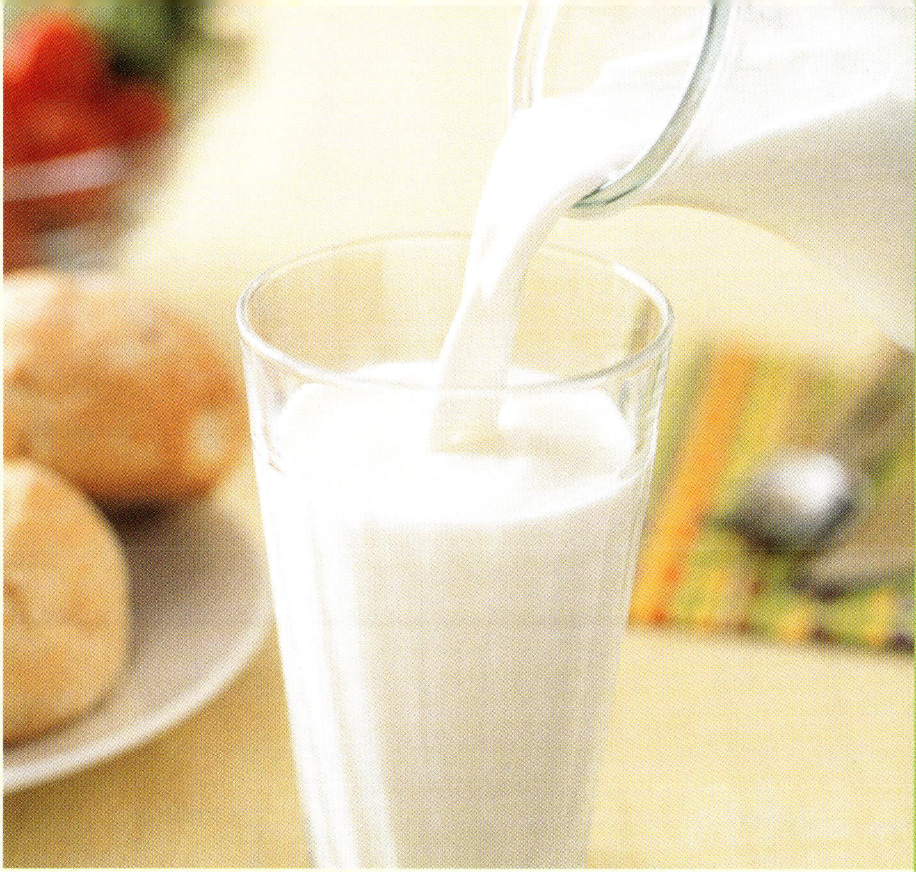

Milch und Semmel – die wichtigste Mahlzeit während des Fastens.

- **Armguss oder Wechselarmbad.** Bei Kreislaufproblemen können Sie eine Kneipp-Anwendung machen (siehe Seite 76/77). Heute können noch Hungergefühle auftreten. Trinken Sie deshalb viel und lenken Sie sich durch Spaziergänge oder ein Buch ab. Da heute auch zahlreiche Darmentleerungen stattfinden, planen Sie lieber keine Unternehmungen im weiteren Umkreis von zu Hause!
- **Mineralstoffpräparat.** Am Nachmittag kann nach Verordnung zur Ergänzung ein Kalium- und Magnesiumpräparat mit bis zu einer Stunde Abstand eingenommen werden (siehe Seite 67).
- **Abendessen.** Als Abendessen gönnen Sie sich in freundlicher Atmosphäre noch einen Kräutertee, eventuell mit einem Teelöffel Honig und einer Zitronenscheibe. Geeignet sind vor allem beruhigende Tees wie Melisse oder Lavendel. Um 19.00 und um 21.00 Uhr trinken Sie nochmals jeweils ein Kännchen Tee.
- **Basenpulver.** Nehmen Sie gegen 20.30 Uhr nochmals 1 bis 2 Teelöffel Basenpulver (in einem Viertelliter Wasser aufgelöst) und die übrigen Mineralstoffpräparate ein.

- **Fußbad als Einschlafhilfe.** Mit Melissenzusatz wirkt ein solches Bad besonders wohltuend. Da der Kreislauf heute jedoch etwas schlapp ist, sollte es nicht wärmer als 39 °C sein und nicht länger als 10 bis 15 Minuten dauern.
- **Basenpulver.** Nehmen Sie es ein letztes Mal gegen 22.00 Uhr ein.
- **Gehen Sie früh zu Bett.** Halten Sie in den nächsten Wochen vor allem regelmäßige Schlafenszeiten ein, zumal der Organismus während des Fastens mehr Ruhe als sonst benötigt.

Dieser Ablauf wiederholt sich in den folgenden Tagen: Bittersalztrunk, Einlauf, Bauchbehandlung, Wiegen, Basenpulver, Milch-Semmel-Frühstück, vormittags viel trinken, Ruhepause und Leibauflage, Basenpulver, Mittagessen mit Milch und Semmel, nachmittags viel trinken, kreislaufanregende Kneippanwendungen, Mineralstoffsubstitution, Abendtee mit etwas Honig, Basenpulver, entspannende Beschäftigung, Basenpulver, möglichst früh schlafen gehen. Ihr neuer Tagesablauf hat bis zum 21. Tag weitgehend Gültigkeit. Im Folgenden wird deshalb nur noch auf Abwandlungen dieses Schemas eingegangen.

2. Tag

Der Tagesplan entspricht dem vom 1. Tag: Bittersalztrunk, Frühstück, Mittagessen und Abendbrot handhaben Sie wie gestern, ebenso die Einnahme von Basenpulver und Mineralstoffpräparaten. Achten Sie immer darauf, dass Sie ausreichend trinken.

- **Abweichend vom ersten Tag** steht nach dem Aufstehen Trockenbürsten auf dem Programm (genaue Durchführung siehe Seite 72).
- **Für den Nachmittag** (15.00 bis 17.00 Uhr) können Sie sich eine leichte sportliche Betätigung vornehmen wie Walking oder einen gemütlichen Spaziergang.
- **Bei Kopfschmerzen** evtl. einen 2. Einlauf machen.

3. Tag

Heute haben Sie schon etwas Übung mit Ihrem Fastenplan. Sollten Sie am ersten oder zweiten Tag noch etwas Hunger verspürt haben, so sind Sie heute völlig frei davon – vorausgesetzt natürlich, Sie machen alles richtig. Denn ein leerer Darm hat seine Tätigkeit eingestellt und verlangt nicht nach Nahrung.

- Wenn möglich, planen Sie **für den Nachmittag** einen **Saunagang ein**. Sie sollten jedoch etwas vorsichtiger als sonst sein, da der Kreislauf labiler reagieren kann. Beachten Sie dabei die Saunaregeln (siehe Seite 74).

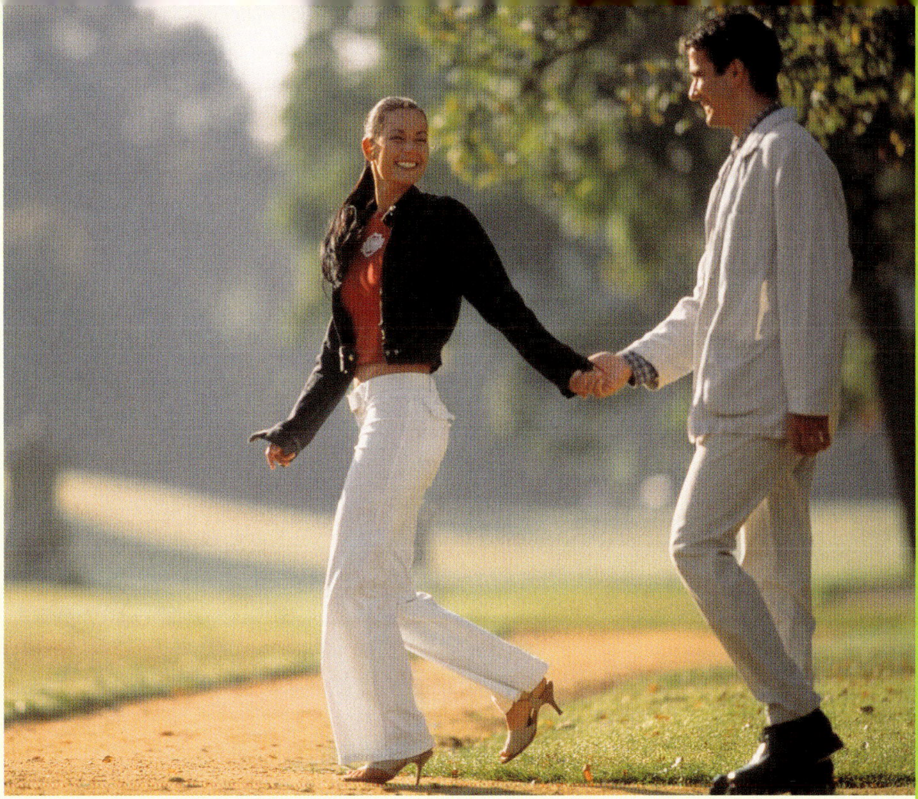

Genießen Sie den Ausklang des Tages bei einem gemütlichen Abendspaziergang.

- Sie gehen nicht gerne in die Sauna? Dann machen Sie sich stattdessen einen **Leibwickel** (siehe Seite 58). Nehmen Sie sich hierfür allerdings mindestens zwei Stunden Zeit. Bewegen Sie sich hinterher ein wenig.
- Die mitunter unangenehmen Begleiterscheinungen des Entgiftens, die sich jetzt bemerkbar machen können, sollten Sie keinesfalls unterdrücken. Gegen unangenehmen Mundgeruch und den Zungenbelag hilft etwas Pfefferminzöl, das Sie mit etwas Wasser verdünnt zum Mundspülen verwenden können.

4. Tag

Ihre Laune ist heute besser denn je, Sie haben keinen Hunger mehr und fühlen sich freier und leichter: Deutlich spüren Sie die Entlastung des Bauchraumes und können dadurch auch freier atmen. Dennoch sollten Sie (noch) keine Bäume ausreißen. Vergessen Sie nicht, dass Ihr Körper auf Fasten und nicht auf sportliche Höchstleistungen programmiert ist.

- Die Harnsäure steigt in den ersten Tagen stark an – vermeiden Sie deshalb körperliche Übertreibungen, die den Säureanstieg noch verstärken könnten.

- Nutzen Sie die euphorische Stimmung lieber für **geistige und kreative Betätigungen.**
- Jetzt ist auch eine gute Zeit, um sich gezielt mit **Entspannungs- und Atemübungen** zu befassen.
- Sollten allerdings Beschwerden auftreten, so deutet dies auf eine Kurkrise hin. In diesem Fall sollten Sie auf die Erste-Hilfe-Maßnahmen bei Fastenkrisen (siehe Seite 103) zurückgreifen.

5. Tag

Sie sind nun schon richtig geübt darin, wie Sie richtig kauen müssen, den Kreislauf ankurbeln und sich entspannen können. Machen Sie weiter so – von Tag zu Tag werden Sie sich viel wohler, befreiter und nicht zuletzt gesünder fühlen.

6. Tag

Heute gibt es erstmals eine **kleine Änderung auf dem Speiseplan:** Da der Organismus bei zu wenig Eiweißzufuhr zu stark auf Sparflamme zurückschaltet, gibt es heute zum Frühstück und zum Mittag eine **Eiweißzulage.**
Es klingt vielleicht paradox, aber dadurch wird eventuell vorhandenes Übergewicht schneller abgebaut – bei zu geringer Eiweißzufuhr hingegen würden der Abbau von Depots und damit die Entschlackung ins Stocken geraten. (Die unteren Angaben gelten für den gesamten Tag, z. B. 25 g Quark zum Frühstück und 25 g Quark zum Mittagessen).

Ab heute dürfen Sie sich also für ein **zusätzliches Lebensmittel** entscheiden:

- 50 Gramm Magerquark (eventuell mit Kräutern, z. B. Petersilie) oder
- 100 Gramm Bio- oder Sanoghurt (Joghurt mit rechtsdrehender Milchsäure – erhältlich in Bioläden oder Reformhäusern) oder
- 50 Gramm Frischkäse (maximal 25 % Fett) oder
- etwas Butter (hauchdünn aufgetragen).

Die Milch-Semmel-Kur – ideal auch für Berufstätige

Nehmen Sie Ihre Semmeln, die Milch bzw. den Bioghurt mit zur Arbeit – Sie benötigen dann nur noch einen Löffel –, und stellen Sie eine Thermoskanne mit Kräutertee und Ihr Heil- bzw. Mineralwasser auf den Schreibtisch. Ihr Chef wird sich über Ihre gesteigerte Arbeitsproduktivität noch wundern.

Die Lebensmittel sollten möglichst hochwertig (ohne Zusatz- und Konservierungsstoffe) sein. Im Sinne der erwünschten Monotonie ist es erforderlich, sich auf ein einziges zusätzliches Lebensmittel zu beschränken. Vernachlässigen Sie jedoch keinesfalls die richtige Esskultur.

Sanfte Hilfe bei Leibkrämpfen

- Machen Sie einen Einlauf (mit warmem Wasser oder, wenn Sie Kamille vertragen, mit warmem Kamillentee).
- Trinken Sie krampflösenden Anis-, Fenchel- und Kümmeltee, Kamillen- oder Schafgarbentee.
- Machen Sie sich eine warme Leibauflage und gönnen Sie sich viel Ruhe.
- Überprüfen Sie, ob Sie gut kauen und einspeicheln und die Milch dazu essen (und nicht trinken).
- Gönnen Sie sich eine Bauchbehandlung (siehe Seite 70). Diese sollten Sie ohnehin jeden Tag vornehmen.

7. Tag

Die erste Woche ist geschafft! Jetzt sollten Ihre Geschmacksnerven wieder »ursprünglicher« geworden und Ihre Sinne geschärft sein. Und nach drei Wochen Mayr-Kur können Sie auch schnell unterscheiden, welche **Lebensmittel** Ihnen gut tun und welche Sie lieber meiden sollten.

Ihr Organismus hat sich inzwischen an die neue Ernährungsweise und an den neuen – jedoch ursprünglicheren – Lebensrhythmus gewöhnt, so dass Sie nun **Ihre Arbeit** problemlos wieder aufnehmen können. Sie müssen jedoch auch an Ihrem Arbeitsplatz die Regeln nach F. X. Mayr einhalten, weiterhin Ihr Basenpulver einnehmen und zwischen den Mahlzeiten viel trinken.

8. Tag

In der zweiten Woche gibt es nochmals eine kleine Erweiterung des Speiseplans in Form einer **Erhöhung der Eiweißzulage**. Die Angaben unter dem 6. Tag gelten nun für eine Mahlzeit, z. B. zum Frühstück 50 g Quark und zum Mittagessen 50 g Quark. Am Abend ist erstmals auch eine halbe Kursemmel zum Tee erlaubt.

Die Ausscheidung der Gifte schreitet nun weiter voran, und manche Patienten klagen ab dem dritten und dann nochmals um den zehnten Tag über Kopf- oder

Leibschmerzen – das ist die berühmte »Fastenkurkrise« (siehe Seite 103). Dagegen hilft nur viel trinken und der Trost, dass es sich hierbei um einen heilsamen Schmerz handelt, der nach kurzer Zeit wieder vergeht.

9. Tag

Heute wird Ihr Speiseplan, soweit Sie es möchten, nochmals um eine eiweißhaltige Nahrungskomponente erweitert. Jetzt dürfen Sie zu jeder Mahlzeit (Frühstück und Mittagessen) eine andere Speise zu sich nehmen, z. B. zum Frühstück 50 g Quark und zum Mittagessen 50 g Ziegenkäse. Um die Verdauung nicht zu überlasten, sollten Sie jedoch nicht zwei **Eiweißarten** – etwa Milchprodukte und Fleisch – zusammen essen.

Wählen dürfen Sie zwischen 50 Gramm

- frischem Quark, Schafs- oder Ziegenkäse oder
- Kalbs-, Rindersaft- oder Putenschinken.

Der Schinken sollte weder Konservierungsstoffe noch Pökelsalz enthalten – greifen Sie deshalb gerade während der Mayr-Kur zu biologisch hergestelltem Schinken. Fragen Sie in einem Bioladen oder Fleischerfachgeschäft.

Lust auf Abwechslung?

Essen Sie statt der Kursemmel Knäckebrot – aber ohne chemische Zusätze und keinesfalls mit ganzen Körnern, Sesamsaat und Gewürzen oder gar Zucker hergestellt!

10. Tag

Jetzt müssten Sie bereits erste sichtbare Erfolge an sich bemerken: Überschüssiges Gewicht reduziert sich, die **Atmung** ist vertieft, auch die Körperhaltung ist schon viel aufrechter, und die Haut ist besser durchblutet und wirkt dadurch »wie innerlich gewaschen« (Mayr). Die Entschlackung des Gewebes können Sie mit zusätzlichen Massagen oder Kneippanwendungen fördern.

11. Tag

Sollten Sie unter niedrigem Blutdruck leiden, dürfen Sie heute auch einen dünn gebrühten schwarzen **Tee** nach dem Mittagessen zu sich nehmen. Genießen Sie den Tee aber bes-

Schnelle Hilfe bei niedrigem Blutdruck

Vor allem den Armguss können Sie auch unterwegs problemlos an jedem Wasserhahn durchführen – also auch an Ihrem Arbeitsplatz.

ser zusammen mit Milch, denn Milch neutralisiert die säuernde Wirkung des Schwarztees, indem sie die Magenschleimhaut auskleidet und so wie ein Puffer wirkt. Das beste natürliche Mittel bei niedrigem Blutdruck ist jedoch nach wie vor das Wechsel- oder kalte **Armbad** oder der kalte Armguss – die »Tasse Kaffee der Naturheilkunde«.

12. Tag

Ab heute ist auch abends eine **geringe Eiweißzufuhr** erlaubt: Die Semmel bzw. das Knäckebrot dürfen Sie messerrückendick mit Quark oder magerem Frischkäse bestreichen.

13. Tag

Gerade wenn Sie tagsüber im **Berufsleben** stehen, sollten Sie an regelmäßige körperliche Betätigungen und entsprechende Entspannungsübungen am Abend denken.

14. Tag

Bald haben Sie es geschafft! Heute ist der letzte Tag des strengen Teils der Mayr-Kur. Ab morgen beginnen Sie mit der **Aufbauphase**, bei der sich die Verdauung langsam wieder an andere Lebensmittel gewöhnen muss.

15. Tag (1. Aufbautag)

Heute erfolgt der weitere Übergang vom Fasten in die Aufbaustufe 1 (siehe Seite 102). Nach dem Aufstehen nehmen Sie wie gewohnt den Bittersalztrunk ein. Ruhe vor den Mahlzeiten ist jetzt wichtiger denn je, denn der Darm wird durch die **festere Nahrung wieder** mehr gefordert. Daher sollten Sie sich vor dem Frühstück – und nach Einnahme des Bittersalztrunkes – noch etwas hinlegen.

- **Frühstück:** Statt Milch und Semmel stehen heute Knäckebrot und 50 g Quarkaufstrich (Rezept siehe Seite 113) oder 100 g Bioghurt auf dem Speiseplan.

- **Mittagessen:** Basensuppe (Rezept siehe Seite 112) mit in wenig Wasser gedünstetem und anschließend püriertem Gemüse (Kartoffeln, Möhren, Sellerie und Zucchini). Mit frischen Kräutern würzen und nach Belieben mit ein wenig Butter oder Sahne verfeinern.
- **Abendessen:** Nehmen Sie das Gleiche wie beim Frühstück zu sich.

16. Tag (2. Aufbautag)

Die Aufbauphase ist eingeläutet. Gehen Sie nun in die 2. Aufbauphase über. Sollte Ihnen das Essen nicht bekommen, wechseln Sie vorsichtshalber lieber wieder in Aufbauphase 1. Die Kalorienmenge bleibt trotz Aufbauphase niedrig, so dass weiterhin überflüssige Depots abgebaut werden.

- **Frühstück:** Anstelle von Quark oder Bioghurt können Sie heute zum Knäckebrot milden fettarmen Käse essen.
- **Mittagessen:** Heute gibt es gedämpftes Gemüse. Bleiben Sie noch bei den basischen Gemüsesorten (Kartoffeln, Möhren, Sellerie und Zucchini). Wie am Vortag können Sie das Gericht wieder mit frischen Kräutern würzen und mit Butter oder Sahne verfeinern.
- **Abendessen:** Das Abendessen ist identisch mit dem Frühstück: Knäckebrot und milder fettarmer Käse.

17. Tag bis 21. Tag

Verbleiben Sie noch ein wenig in der Aufbauphase 2 und gehen dann ab dem 22. Tag in die Vitalkoststufen 1 bis 3 über, von der Sie jede Stufe jeweils eine Woche lang durchführen. Die Vitalkost ist als mögliche Ernährung nach dem Fasten zu sehen. Sie ist jedoch im Fastenplan nicht mehr berücksichtigt. Als Orientierung dient daher die Übersicht auf Seite 109.

Hören Sie in der Zeit nach dem Fasten besonders auf Ihren Körper. Wenn Sie Appetit auf etwas Herzhaftes haben, geben Sie dem nach. Sie werden nun viel besser auf die Bedürfnisse Ihres Körpers reagieren können. Sie merken jetzt viel deutlicher, welche Nahrungsmittel Ihnen gut bekommen und welche Sie eher schlecht vertragen.

Darauf sollten Sie noch achten

Lassen Sie es ruhig angehen

Zwischen Frühstück und Mittagessen sollten immer vier Stunden liegen: Die Verdauungsorgane benötigen diese Zeit zwischen den Mahlzeiten, um in Ruhe Ihre Arbeit zu verrichten. Außerdem ist nur ein leerer Verdauungsabschnitt in der Lage, **sich selbst zu reinigen**. Wenn Sie also eine lebhafte Unruhe in den Gedärmen in Form von »Gurren« und »Kollern« verspüren, dann wissen Sie, dass Ihr Verdauungsapparat in seinem Inneren dabei ist, Ordnung zu machen und die, so F. X. Mayr, »Werkstatt aufzuräumen«.

Ausreichend trinken

Trinken Sie zwischen den Mahlzeiten so viel, dass Sie Ihre Tagestrinkmenge immer erreichen. Außerdem vertreibt Trinken das Hungergefühl. Auch für Kreislauf und Stoffwechsel sind ausreichende Trinkmengen äußerst wichtig. Sie sollten nie eine **trockene Zunge** oder einen **trockenen Mund haben**. Falls doch, erhöhen Sie Ihre Trinkmenge.

Gehen Sie Ihren Gewohnheiten für einige Zeit aus dem Weg

Versuchen Sie, ab und zu ohne Fernseher auszukommen: Die Informationsflut überreizt das vegetative Nervensystem und kann deshalb die Nachtruhe stören. Widerstehen Sie der Sogwirkung von Couch und Flimmerkasten auch schon deshalb, da hiermit meist reflexartig lieb gewordene, der Gesundheit jedoch abträgliche Gewohnheiten wie Knabbereien und Alkoholkonsum verbunden sind, die Sie während des Fastens in Gewissenskonflikte stürzen könnten. Jetzt ist jedoch die beste Zeit, um mit **krank machenden Gewohnheiten zu brechen** und stattdessen neue Wege zu erkunden. Hören Sie Entspannungsmusik, und nehmen Sie sich bewusst Zeit für das, was Sie schon lange einmal tun wollten.

Fasten und Bewegung

Je mehr die Muskeln beim Fasten beansprucht werden, desto weniger werden sie abgebaut und desto eher verlegt sich der Körper stattdessen auf den Abbau von überflüssigen Ablagerungen. Außerdem geht Bewegung immer mit einer vertieften Atmung einher. Aus diesen Gründen wäre es also ganz falsch, sich beim Fasten ins Bett zu legen und zu schonen! Tatsächlich fühlt man sich auch nur an den ersten Fastentagen etwas schwach, und zwar so lange, bis sich der Kreislauf an die geänderten Verhältnisse gewöhnt hat. **Schwimmen ist während des Fastens nicht geeignet**, da hier die Gefahr der Auskühlung besteht – der Körper würde darauf mit Muskelverspannungen reagieren.

Plan für eine Woche

1. bis 5. Tag

Die ersten fünf Tage verlaufen genau wie beim 3-Wochen-Plan (siehe Seite 84 bis 88). Durchlaufen Sie einfach den 3-Wochen-Plan bis zum 5. Tag. Hier sind noch mal die wichtigsten Punkte aufgeführt:

- Bittersalztrunk nach dem Aufstehen, Einlauf
- Bauchbehandlung und Atemübung, Basenpulver, Mineralstoffpräparate
- Milch-Semmel-Frühstück,
- Spaziergang,
- Basenbrühe, Basenpulver, Mineralstoffpräparate
- Milch-Semmel-Mittagessen,
- kreislaufunterstützende Kneippanwendungen, Mineralstoffsubstitution
- abends nur Tee (eventuell mit etwas Honig und einer Zitronenscheibe),
- entspannende Beschäftigung, Basenpulver, Mineralstoffpräparate, früh zu Bett gehen.

Sind die Entleerungen auf das Bittersalz hin zu heftig, können Sie die Dosis etwas reduzieren.
Der sechste und siebte Tag sind Aufbautage, während am 8. und an den folgenden Tagen der vorsichtige Übergang zur Vitalkost (siehe Seite 95) erfolgt.

6. Tag (1. Aufbautag)

Geschafft! Sie haben den schwierigen Teil des Fastens überstanden. Heute erfolgt der Übergang vom Fasten in die Aufbaustufe 1. Beachten Sie: Ruhe vor den Mahlzeiten ist heute wichtiger denn je, da der Darm durch die festere Nahrung wieder mehr gefordert wird. Wichtig ist auch, dass Sie weiterhin jeden Bissen gut kauen und ganz bewusst auf Ihr Sättigungsgefühl hören, damit Sie nun das ernten können, was Sie sich mit dem Fasten mühsam erarbeitet haben: das Wiedererwachen Ihres natürlichen Essinstinktes.

- **Bittersalztrunk und Basenpulver.** Wie gewohnt nehmen Sie nach dem Aufstehen den Bittersalztrunk und etwas später das Basenpulver ein.
- **Frühstück.** Statt des Milch-Semmel-Frühstücks stehen heute Knäckebrot (kein Vollkornprodukt!) und ca. 50 g Quarkaufstrich (Rezept siehe Seite 113) oder 100 g Bioghurt auf dem Speiseplan.

Machen Sie **vormittags einen Spaziergang** oder gönnen Sie sich eine kleine Wohlfühlanwendung. Wenn Sie wollen, nehmen Sie noch etwas Basenbrühe zu sich. Die Mineralstoffpräparate können Sie nun niedriger dosieren, das Basenpulver aber nehmen Sie wie gewohnt ein.

- **Mittagessen.** Heute gibt es Basensuppe (Rezept siehe Seite 112) mit in nur wenig Wasser gedünstetem Gemüse (Kartoffeln, Möhren, Sellerie und Zucchini). Die Zubereitung ist die gleiche wie bei der Basenbrühe, nur dass Sie nun das Gemüse zusammen mit der Brühe pürieren. Mit frischen Kräutern würzen und nach Belieben mit ein wenig Butter oder Sahne verfeinern.
- **Abendessen.** Wie zum Frühstück gibt es Knäckebrot und Quark oder Bioghurt.

7. Tag (2. Aufbautag)

Heute beginnen Sie mit der Aufbaustufe 2. Sollten Sie jedoch Probleme mit der Verdauung bekommen, bleiben Sie vorerst in Aufbaustufe 1. Nehmen Sie wie gewohnt nach dem Aufstehen den Bittersalztrunk und das Basenpulver ein.

- **Frühstück.** Haben Sie das Essen gestern gut vertragen, dürfen Sie heute das Knäckebrot mit mildem fettarmen Käse (z. B. Hüttenkäse oder magerem Schnittkäse) belegen. Wenn nicht, sollten Sie noch einen Tag in der Aufbaustufe 1 verbleiben.
- **Mittagessen.** Heute gibt es gedämpftes Gemüse. Bleiben Sie noch bei den basischen Gemüsesorten, die Sie bisher verwendet haben (Kartoffeln, Möhren, Sellerie und Zucchini), und geben Sie eine Spur Butter oder Sahne dazu.
- **Abendessen:** Nehmen Sie das Gleiche wie beim Frühstück zu sich.

Übergang zur Vitalkost

Zwar ist die Fastenkur nun zu Ende, der Nahrungsaufbau aber ist noch lange nicht abgeschlossen. Belasten Sie Ihre Verdauungsorgane nur schrittweise weiter. Auf jeder der **drei Vitalkoststufen** (siehe Seite 109) sollten Sie wenigstens einen oder zwei (besser aber drei bis fünf) Tage verweilen. Auf diese Weise werden sich die Kurerfolge langsam stabilisieren. Die Vitalkost der Stufe 3 schließlich bietet Ihnen die Chance, dauerhaft gesünder zu essen.

Plan für ein Wochenende

Sie können momentan nicht genügend Zeit und Ruhe für die 7-tägige Milch-Semmel-Kur aufbringen, sind aber durchaus gewillt, Ihren Körper durch das Fasten nach F. X. Mayr zu entschlacken. Dann empfiehlt sich eine Art Mini-Fastenkur über ein Wochenende.
Ein solches Wochenende sollten Sie ruhig regelmäßig einplanen – der Körper verbrennt so alles Unnötige, was sich im Laufe der Woche angesammelt hat.

Donnerstag

Genau genommen beginnt Ihr »Wochenende« bereits jetzt – denn spätestens dann sollten Sie Ihre Vorbereitungen für die nächsten Tage treffen: Besorgen Sie sich rechtzeitig die für das Fasten notwendigen Getränke und Utensilien – und denken Sie vor allem an das Gemüse für die Basenbrühe und an die Semmeln, die ja zwei bis drei Tage alt sein müssen (Checkliste und Einkaufsliste siehe Seite 48/49). Abends setzen Sie den Bittersalztrunk an und bereiten die Basenbrühe sowie die Basensuppe für den kommenden Tag vor. Stellen Sie Ihren Wecker auf eine frühere Weckzeit als sonst, damit Sie am nächsten Morgen ausreichend Zeit für das Fastenprogramm haben.

Freitag

Am Morgen gleich nach dem Aufstehen den Bittersalztrunk einnehmen (siehe Seite 65). Packen Sie für unterwegs vorsichtshalber auch eine Rolle Toilettenpapier ein – es ist zwar eher unwahrscheinlich, dass die erste Gabe Bittersalz bereits jetzt einen »durchschlagenden« Erfolg hat, doch reagiert jeder Organismus unterschiedlich darauf.
Auf den Tag stimmen Sie sich am besten mit einer **Wechseldusche** ein (siehe Seite 75).

Noch vor dem Frühstück nehmen Sie 2 Teelöffel Basenpulver mit einem Viertelliter Wasser ein sowie 1 – 2 Tabletten von dem Magnesiumpräparat. Starten Sie den Tag mit einer Kursemmel oder Haferschleim (Rezept siehe Seite 106) und einem Bioghurt. Beachten Sie dabei stets die Essregeln (siehe Seite 83).
Ebenfalls wichtig ist, dass Sie jetzt bereits Ihren Flüssigkeitshaushalt auf die nächsten Tage einstellen. Nehmen Sie für unterwegs oder zur Arbeit deshalb ausreichend Getränke mit – Mineral- und Heilwasser, eine Thermoskanne Kräutertee (z. B. Pfefferminztee oder Fenchel-Anis-Kümmel-Tee). Nehmen Sie gegen 10.00 Uhr 1/4 – 1/2 Liter Basenbrühe ein.

Verzichten Sie auf Kaffee – sollten Sie »Entzugserscheinungen« haben, ist ein dünn gebrühter Schwarztee, am besten mit etwas Magermilch, erlaubt.
Nehmen Sie ca. 30 Minuten vor dem Mittagessen das Basenpulver ein.

Mittags gibt es Basensuppe (Rezept siehe Seite 112) oder gedünstetes Gemüse mit Kartoffeln – denken Sie daran, gut zu kauen und einzuspeicheln.
Nach dem Essen nehmen Sie das Kaliumpräparat ein und ca. 1 Stunde später das Magnesiumpräparat.

Abendessen. Am Ende Ihres Arbeitstages gönnen Sie sich eine Kursemmel oder Haferschleim und etwas Bioghurt – achten Sie jedoch darauf, dass das Abendessen nicht später als 17.00 Uhr erfolgt. Vergessen Sie nach dem Essen nicht Ihre Mineralstoffpräparate. Machen Sie dann einen Abendspaziergang oder einen Abstecher in die Sauna – hier sollten Sie allerdings vorsichtig zu Werke gehen, um den Organismus jetzt nicht zu überfordern.

Um 19.00 und 21.00 gibt es – wie auch an den beiden folgenden Tagen – ein Kännchen dünn gebrühten Kräutertee.

Gegen 20.30 und 22.00 Uhr nehmen Sie jeweils 2 Teelöffel Basenpulver mit Flüssigkeit ein. Als Einschlafhilfe ist ein warmes Fußbad empfehlenswert.

Früh ins Bett

Gehen Sie heute früher zu Bett – wenn Sie mögen, mit einer beruhigenden Wärmflasche auf dem Bauch.

Samstag

In den Tag starten Sie wieder mit dem Bittersalztrunk. Heute können Sie vor der **Wechseldusche** auch eine **Trockenbürstenmassage** vornehmen (siehe Seite 72). Danach nehmen Sie wieder 2 Teelöffel von Ihrem Basenpulver und 1 – 2 Tabletten von den Magnesiumpräparaten ein.
Zum **Frühstück** bereiten Sie sich Ihre Kursemmel oder Haferschleim und einen Bioghurt.
Machen Sie anschließend einen **Spaziergang** und besuchen Sie den Wochenmarkt: Dort können Sie die frischen Zutaten für Ihre Aufbau- und Vitalkost der nächsten Tage (siehe Seite 102/109) besorgen.

Die **Basenbrühe** nehmen Sie zwischen 10.00 und 11.00 Uhr ein.
Vor dem Mittagessen ruhen Sie sich mit einer Wärmflasche auf dem Bauch aus und nehmen Ihr Basenpulver ein.
Zum Mittagessen gibt es wieder die Semmel-Joghurt-Diät. Anschließend nehmen Sie das Kaliumpräparat und ca. 1 Stunde später das Magnesiumpräparat ein.
Am frühen Nachmittag machen Sie ein kreislaufanregendes Wechselarmbad (siehe Seite 76). Vergessen Sie auch nicht, nachmittags viel zu trinken.
Gehen Sie zwischen **15.00 und 17.00 Uhr** gemütlich spazieren oder schwingen Sie sich auf Ihr Fahrrad. Achten Sie darauf im kleinsten Gang zu fahren und meiden Sie zu hohe Steigungen.
Ihr Abendessen (die Semmel und den Joghurt) nehmen Sie wieder möglichst früh - nicht nach 17.00 Uhr - ein. Anschließend nehmen Sie wieder die Mineralstoffpräparate ein.

Anschließend steht wieder leichte Bewegung - ein Abendspaziergang - auf der Tagesordnung. Nehmen Sie gegen 20.30 Uhr und 22.00 Uhr Ihr Basenpulver ein. Sie können Ihren Abend aber auch mit Kneipp verbringen: Als Einschlafhilfe ist ab 21.30 Uhr Wassertreten (siehe Seite 77) oder - bei kalten Füßen - ein warmes Fußbad empfehlenswert. Gehen Sie wieder früher zu Bett, denn der Organismus benötigt zur Zeit mehr Ruhe als sonst.

Sonntag

Ihr heutiges Programm gestaltet sich wie der Samstag. Sie haben Ihre Mini-Fastenkur schon bald geschafft. Hier noch mal die wichtigsten Inhalte des heutigen Tages:

- Bittersalz, Einlauf
- Wechseldusche,
- Basenpulver und Mineralstoffpräparate
- Semmel-Joghurt-Frühstück,
- Basenbrühe,
- viel trinken,
- Mittagsruhe,
- Semmel-Joghurt-Diät,
- Wechselarmguss,
- Spaziergang, viel trinken,
- abends Semmel-Joghurt-Diät,
- Kräutertee um 17.00, 19.00 und 21.00 Uhr,
- Kneippanwendungen als Einschlafhilfen.

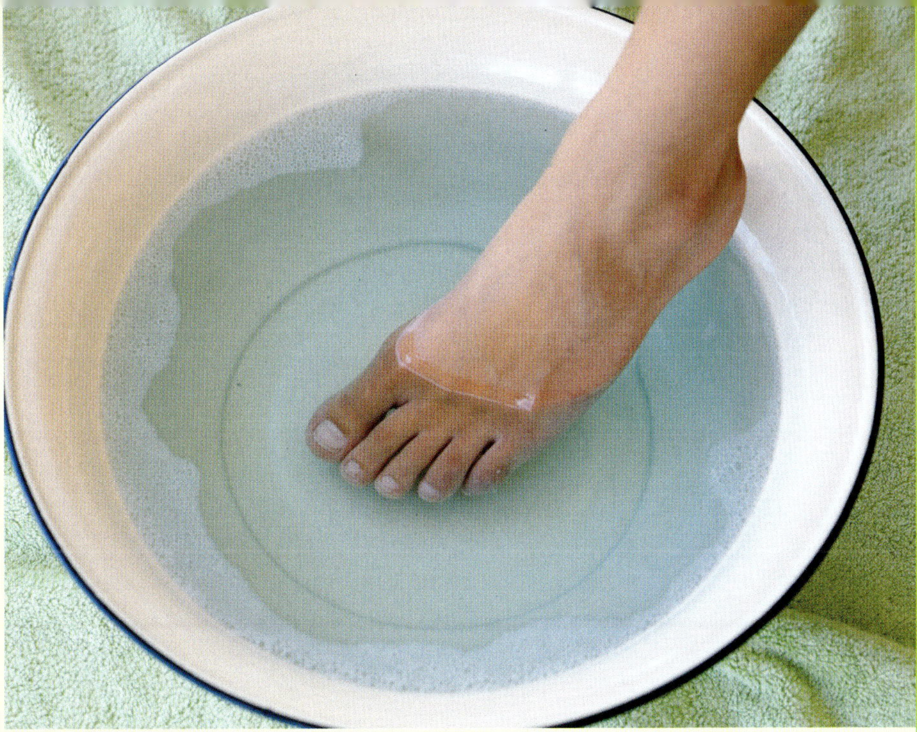

Nach einem warmen Fußbad fällt Ihnen das Einschlafen leichter.

Sollten Sie unter Kopfschmerzen leiden, so machen Sie zweimal täglich einen Einlauf – morgens und am frühen Nachmittag. Auch den Bittersalztrunk können Sie dann ausnahmsweise zweimal einnehmen – morgens eine Stunde vor dem Frühstück und noch einmal 1 bis 1 ½ Stunden nach dem Mittagessen.

Montag

Wenn Sie am Montagmorgen erfrischt und erleichtert, möglicherweise aber etwas hungrig in die neue Woche starten, dann denken Sie trotzdem an die Essregeln nach F. X. Mayr: Jeder Bissen muss mindestens 40 – 50-mal gekaut werden; sobald das erste leichte Sättigungsgefühl erreicht ist, hören Sie auf zu essen. Das Wichtigste an diesem Mayr-Wochenende ist eigentlich die Kauschulung.

Beginnen Sie heute mit der Aufbaukost Stufe 1 (hierzu können Sie sich an dem 6. und 7. Tag des einwöchigen Plans orientieren) und wechseln Sie am nächsten Tag in die Aufbaukost Stufe 2. Wenn Ihnen das Essen bekommt, können Sie mit der Vitalkost (siehe Seite 109) beginnen, von der Sie jede Stufe jeweils eine Woche lang durchführen.

Plan für einen »Mayr-Abend«

Ein »Mayr-Abend« ist ebenso wie ein Teilfastentag besonders gut geeignet, dem Darm mitten im Alltagsstress eine **kleine Verschnaufpause** zu gewähren.

Bereits während des Tages sollten Sie auf schwer verdauliche Speisen, aber auch auf Süßigkeiten, Alkohol sowie Kaffee und Schwarztee verzichten.

- 15:45 Uhr. Nehmen Sie jetzt Ihre letzte feste Mahlzeit ein: Knäckebrot mit Milch und Bioghurt. Auch wenn Sie keine richtige Fastenkur durchführen, sollten Sie bei dieser Mahlzeit die Essregeln (siehe Seite 83) einhalten. Nehmen Sie sich ausreichend Zeit zum Kauen und Einspeicheln der einzelnen Bissen.
- 17:00 Uhr. Für den Abend sollten Sie beruhigende Teesorten bevorzugen, damit Sie leichter zur Ruhe kommen. Dazu zählen beispielsweise Melisse, Lavendel oder Kamille. Dabei müssen Sie sich nicht auf eine Sorte festlegen. Wenn Sie lieber Abwechslung möchten, können Sie verschiedene Sorten über den Abend verteilt trinken.
- 18:00 Uhr. Sie sollten diesen Abend nicht auf Ihrem Sofa verbringen. Machen Sie einen Abendspaziergang an der frischen Luft. Auf diese Weise können Sie besser abschalten und das Einschlafen fällt Ihnen später leichter.
- 19:00 Uhr. Bereiten Sie sich nach dem Spaziergang noch ein Kännchen Tee zu. Verzichten Sie heute lieber auf das Fernsehen und hören dafür lieber entspannende Musik. Unterstützen Sie an diesem Abend Ihre Verdauung, indem Sie eine Bauchbehandlung durchführen (siehe Seite 70).
- 20:30 Uhr. Nehmen Sie 1 bis 2 Teelöffel Basenpulver ein, das Sie vorher in einen Viertelliter Wasser einrühren.
- 21:00 Uhr. Trinken Sie erneut ein Kännchen Tee.
- 21:30 Uhr. Lassen Sie den Tag mit einem warmen Fußbad ausklingen. Als Badezusatz eignen sich hierfür Melisse, Hopfen oder Baldrian.
- 22:00 Uhr. Nehmen Sie ein letztes Mal das Basenpulver ein (1 bis 2 Teelöffel in einem Viertelliter Wasser).
- Gehen Sie früher als gewöhnlich ins Bett – mit einer Wärmflasche auf dem Bauch.

Im Gegensatz zu den anderen Fastenplänen entfällt beim »Mayr-Abend« die Aufbau- und Vitalkost im Anschluss. Die Vitalkost kann Ihnen jedoch als Anregung dienen, wenn Sie eine dauerhaft gesunde Ernährung anstreben.

F.X. Mayr-Fastenpläne auf einen Blick

3-Wochen-Plan

Vorkur

1.–7. Tag: Milch-Semmel-Diät
8.–14. Tag: Milch-Semmel-Diät + Eiweißzulage
15.–21. Tag: Aufbaustufe 1 + 2
ab 22. Tag: Übergang zur dauerhaften Vitalkost

1 Woche

Vorkur

1.–5. Tag: Milch-Semmel-Diät
6.–7. Tag: Aufbaustufe 1 + 2
ab 8. Tag: Übergang zur dauerhaften Vitalkost

1 Wochenende

Freitag: Semmel-Joghurt-Diät
Samstag: Semmel-Joghurt-Diät
Sonntag: Semmel-Joghurt-Diät
Montag: Übergang zur Aufbaukost und Vitalkost

»Mayr-Abend«

15:45 Uhr: letzte feste Mahlzeit
17.00 Uhr: Kräutertee (z. B. Melisse)
18.00 Uhr: Abendspaziergang
19.00 Uhr: Kräutertee (z. B. Lavendel)
20.30 Uhr: 1 - 2 TL Basenpulver
21.00 Uhr: Kräutertee (z. B. Melisse)
21.30 Uhr: warmes Fußbad
22.00 Uhr: 1 - 2 TL Basenpulver

Früh schlafen gehen (Wärmflasche auf dem Bauch)

Die Aufbaustufen

Jede Aufbaustufe für sich stellt bereits eine Schonung dar und ist daher auch zur Entschlackung geeignet. Wenn Sie nicht so streng fasten möchten oder Ihr Arzt Ihnen davon abrät, können Sie Ihre individuelle Fastenzeit auch mit einer dieser Aufbaustufen als Alternative zur Milch-Semmel-Diät durchführen.

Bei den weniger strengen Fastenformen werden sich die positiven Veränderungen, die sich durch die Milch-Semmel-Kur erzielen lassen, nicht ganz so schnell einstellen.

Aber auch bei einer weniger strengen Mayr-Variante gelten immer die Regeln der Esskultur. Die Mahlzeiten der ersten **Aufbaustufe (A1)** bestehen aus mehr oder weniger dünnen »Eintöpfen«: Gemüse wird schonend in wenig Wasser gedünstet und anschließend passiert. Verfeinert werden kann es mit etwas Butter oder Sahne. Gewürzt wird außer mit ein wenig frischen Kräutern wie Petersilie oder Liebstöckel kaum, denn die Monotonie ist als wichtiger Schonfaktor erwünscht.
Die **nächste Stufe (A2)** besteht überwiegend aus gedämpftem Gemüse: Es soll, damit es nicht auslaugt, keinen Kontakt mit dem Kochwasser bekommen. Bewährt hat sich hier ein Dämpfeinsatz, der das Gargut über dem Wasserspiegel hält. Relativ neu auf dem Markt ist ein Kombidämpfer. Das Gemüse soll lieber etwas zu weich gekocht sein. Das Abendessen fällt noch immer spartanisch aus.

Die Aufbaustufen

Aufbaustufe 1 (A1)

Morgens: Knäckebrot und Bioghurt oder Quarkaufstrich (Rezept siehe Seite 113)

Mittags: Basensuppe (Rezept siehe Seite 112) mit gedünstetem Gemüse (Kartoffeln, Möhren, Sellerie und Zucchini)

Abends: Knäckebrot und Bioghurt oder Quarkaufstrich (Rezept siehe Seite 113)

Aufbaustufe 2 (A2)

Morgens: Knäckebrot mit mildem fettarmen Käse

Mittags: gedämpftes Gemüse (Kartoffeln, Möhren, Sellerie und Zucchini)

Abends: Knäckebrot mit mildem fettarmen Käse

In den nächsthöheren Stufen, den **drei Vitalkost-Stufen V1 bis V3** (siehe Seite 109), wird die Nahrungsmittelauswahl noch mehr erweitert, wobei Sie jede dieser Stufen als Kurgrundlage wählen können.

Was tun bei Fastenkrisen?

Fastenkrisen äußern sich durch mehr oder weniger starke Missempfindungen wie Gereiztheit, Müdigkeit, Schmerzen, Wiederaufflammen alter Beschwerden, Steifigkeit, Kopfschmerzen, **Unwohlsein** oder Sehstörungen. Sie treten nicht sofort, sondern erst nach einigen Fastentagen auf. Die Symptome werden durch eine erhöhte Konzentration frei gewordener Gifte hervorgerufen und verschwinden wieder, wenn diese ausgeleitet werden.

Erste-Hilfe-Maßnahmen bei Fastenkrisen:

- viel Ruhe
- mehr trinken
- eine Extraportion Basenpulver
- ein Einlauf
- warmes Fußbad
- Wärmflasche (auf den Leib oder wo immer sie gut tut)
- Kneipp-Anwendungen

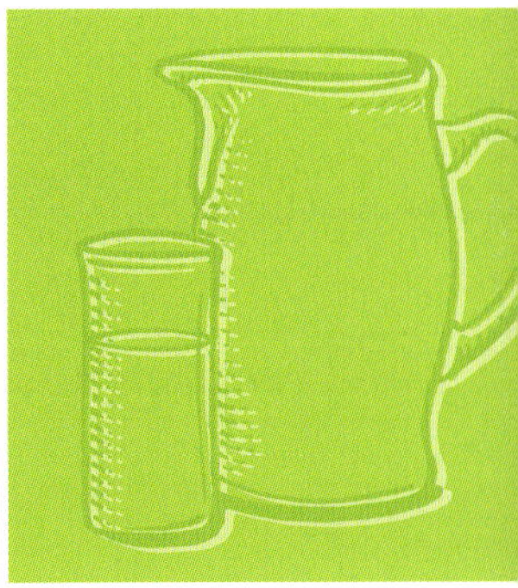

Und auch wenn es so aussieht, als flackerten schon seit Jahren überwunden geglaubte Beschwerden wieder auf, so ist dies als heilsame Verbesserung des Krankheitszustandes anzusehen. Denn durch die **zunehmende Entgiftung** schreitet die Gesundung so weit fort, dass die »nächstbessere« Stufe eintritt.
Würde die Kur hier abgebrochen werden, so hieße dies, den Gesundungsprozess zu stoppen. Zögern Sie allerdings nicht, einen fastenerfahrenen Arzt zu konsultieren, wenn bei Ihnen Zeichen einer Fastenkrise auftreten.

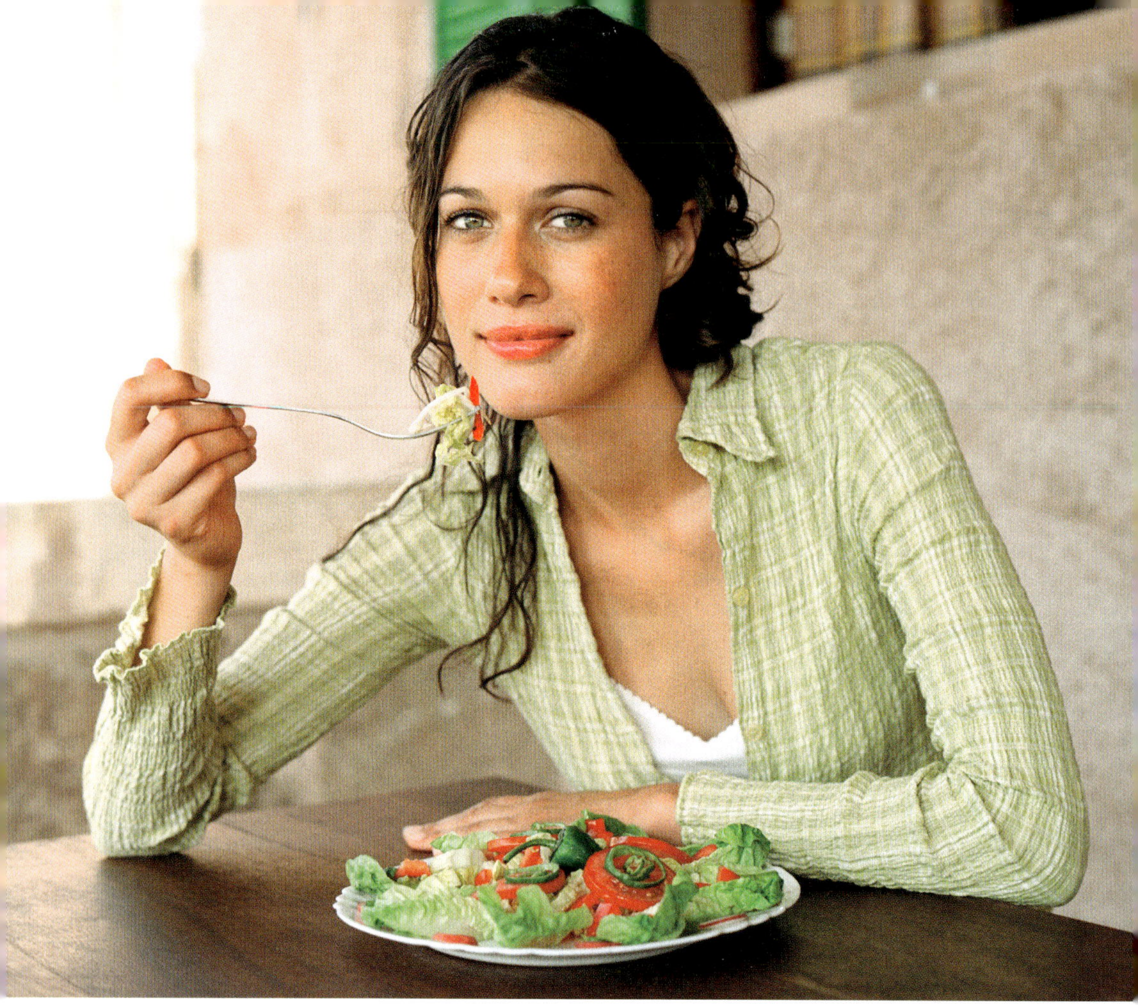

Auch wenn Sie an Allergien oder Unverträglichkeiten leiden, müssen Sie nicht auf die F. X. Mayr-Kur verzichten.

Was tun bei Unverträglichkeit bzw. Allergie gegenüber Weizen oder Milch?

Milchallergie

Hierbei handelt es sich im Gegensatz zur Lactoseintoleranz um eine »echte« Allergie gegenüber Kasein, dem Hauptbestandteil des Milcheiweißes. Kasein gerinnt im Magen und geht durch die Darmschleimhaut hindurch. Verstärkt diskutiert wird in letzter Zeit ein Zusammenhang mit der Zunahme von Milchallergien und der Homogenisierung der Milch. Für manche wird die Milch mit Malzkaffee bekömmlicher, denn durch das Kaffeesurrogat fällt das für die Milchallergie verantwortliche Eiweiß Kasein aus. Sie können auch versuchen, die Milch durch Verdünnen mit Tee oder Schleimsuppe verträglicher zu machen.

Lactose-Intoleranz (Milchzucker-Unverträglichkeit)

Neueren Schätzungen zufolge sind etwa 16 % der Europäer davon betroffen. Normalerweise wird der Milchzucker von dem Dünndarmenyzm Lactase in Traubenzucker (Glucose) und Schleimzucker (Galactose) aufgespalten. Wird jedoch zu wenig **Lactase** produziert, gelangt der unverdaute Milchzucker in den Dickdarm und wird dort zur willkommenen Beute von Bakterien. Der Darm reagiert darauf mit Blähungen, Bauchschmerzen, Koliken oder Durchfällen.

Bei einer Milchunverträglichkeit oder -allergie kommen die meisten Menschen erfahrungsgemäß mit Sauermilchprodukten oder Buttermilch gut zurecht.

Anders bei Joghurt: Hier haben die Milchsäurebakterien die Lactose zum Teil schon verarbeitet, weshalb Bioghurt bzw. Sanoghurt, Dickmilch oder Kefir häufig gut vertragen werden. Außerdem unterstützen Bakterienenzyme im Joghurt den Dünndarm, Lactose zu spalten.

Testen Sie, wie viel Milch Sie vertragen

Lactoseintolerante Menschen müssen nicht unbedingt auf Milchprodukte verzichten. Testen Sie doch einmal mit kleinen Mengen aus, wann Symptome auftreten – den meisten Erwachsenen bekommt normalerweise ein Viertelliter Milch gut. Möglicherweise vertragen Sie die Milch mit der **richtigen Esstechnik** nach Mayr auch völlig beschwerdefrei! Gelangt die Milch zusammen mit einer Mahlzeit in den Darm, bleiben die Beschwerden ebenfalls oft aus. Häufig ist auch zu beobachten, dass Patienten mit einer nachgewiesenen Milchunverträglichkeit nach einer Darmsanierung wieder uneingeschränkt Milch und Milchprodukte vertragen. Mögliche Alternativen zur Kuhmilch sind Milchprodukte von Schaf oder Ziege. Auch Soja- oder Reismilch ist für viele bekömmlicher.

Weizen-Unverträglichkeit bzw. -allergie

Betroffene können auf eine Dinkelsemmel aus Auszugsmehl bzw. bei gleichzeitig bestehender Hefeunverträglichkeit auch auf eine aus Sauerteig hergestellte Dinkelsemmel zurückgreifen. Bei Weizen-Unverträglichkeit kann **warmer Haferbrei** – mit Wasser oder Milch zubereitet – eingesetzt werden, wobei hier allerdings das Kautraining nicht mehr in dem Maße wie bei der Semmel gewährleistet ist. In Ausnahmefällen sind auch Reiswaffeln geeignet.

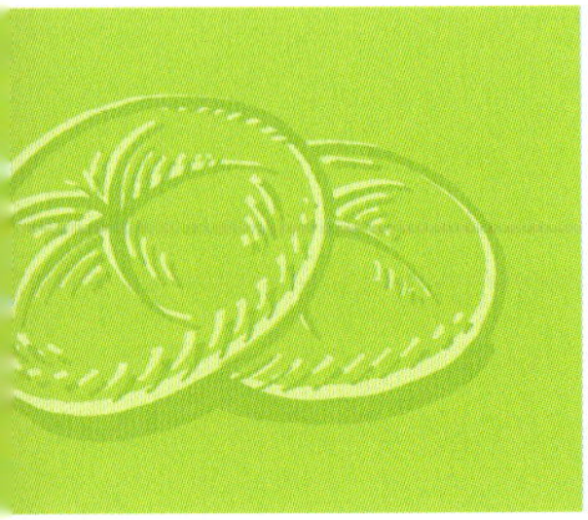

Haferschleim richtig zubereiten

$^{1}/_{8}$ Liter Wasser aufkochen, 1-2 gehäufte Esslöffel Haferflocken zugeben und bei schwacher Hitze kochen. Dann $^{1}/_{4}$ Liter Milch zugeben und unter Rühren noch etwas weiterkochen, nach Belieben mit etwas Meersalz würzen. Achten Sie darauf, den Haferschleim rechtzeitig von der heißen Herdplatte zu nehmen, da er sonst anbrennen kann.

Was bei der Mayr-Kur erlaubt ist und was nicht

Die Kur wird unterstützt durch:

- Bewegung ohne Übertreibung: spazieren gehen, leichtes Jogging oder Walking
- regelmäßige Ruhezeiten
- bequeme, warme Kleidung
- viel Trinken
- Musik hören, Entspannungsübungen

Vermieden werden sollten beim Fasten:

- Fahrten mit dem Auto
- das Bedienen von Maschinen
- Extremsport
- Stresssituationen
- Fasten in einem hektischen Berufsalltag
- Alkohol – die Leber wird mit zusätzlichen Giftstoffen belastet; zudem wirkt sich Alkohol negativ auf den Wärmehaushalt aus, der während des Fastens ohnehin meist instabil ist.
- Bohnenkaffee – beansprucht zusätzlich die Entgiftungskapazität der Leber und wirkt negativ auf das vegetative Nervensystem und den Biorhythmus; auch der Flüssigkeitshaushalt wird durcheinander gebracht. Zudem ist Kaffee ein säureüberschüssiges Getränk, das den Säure-Basen-Haushalt stört.
- Nikotin – führt unzählige Giftstoffe zu und verhindert dadurch die Entgiftung.

- mit schwachem Kreislauf in die Sauna gehen.
- bei der ersten Fastenkrise das Fasten abbrechen.
- den Magen mit schwer verdaulichen Speisen zu konfrontieren (z. B. frisches Brot, schweres Vollkornbrot, ballaststoffreiche, blähende Kohlgerichte, Hülsenfrüchte, Fettes, Frittiertes, Paniertes, Gebratenes, Mayonnaise, Wurst, Rohkost; siehe Aufbauplan Seite 102)
- Zwischenmahlzeiten – diese stören den gerade ablaufenden Verdauungsvorgang.
- Rohkost, Fruchtsäfte, Süßigkeiten, Zuckerhaltiges und Kaugummi

Fasten heilt – einige Fallbeispiele

Der Schmerz war ein Teil ihres Lebens geworden. 15 Jahre lang litt die **41-jährige Patientin unter Migräneattacken**, drei- bis viermal im Monat und jedes Mal bis zu drei Tage lang. Medikamente nutzten kaum etwas. Von einer Freundin, die selbst bereits die Mayr-Kur mit großem Erfolg angewandt hatte, erfuhr sie von dieser Behandlungsmöglichkeit. Und auch bei ihr war die Behandlung ein Erfolg – sie leidet heute nur noch selten unter Migräne und kann eine drohende Attacke bereits im Keim ersticken.

Neben der Migräne werden durch das Heilfasten vor allem auch chronische Darmkrankheiten immer wieder mit Erfolg behandelt: So litt ein **44-jähriger Patient an entzündeten Ausbuchtungen im Darm** (Divertikulitis). »Die Verdauung«, so erzählt er, »war schon immer mein wunder Punkt. Ich hab' alles nur so nebenbei 'runtergeschlungen, zu viel Fleisch und zu viel Süßes gegessen und Unmengen Kaffee getrunken. Die Folge waren ständige Blähungen und ein aufgetriebener Bauch.« Nach einem Krankenhausaufenthalt und einer Antibiotikatherapie war er zwar vorübergehend beschwerdefrei, doch die Wurzel des Übels war damit noch nicht beseitigt. Nach der gründlichen Sanierung des kranken Darmes hingegen ist sich der Patient sicher, dass er in Zukunft bewusster essen und jeden Bissen gründlich kauen wird. Auch wird er seine Ruhezeiten einhalten und abends nichts mehr essen, was den Magen belastet.

Positive Patientenberichte gibt es auch bei Tinnitus, Hautjucken, Neurodermitis, Arthrose, Gicht, Diabetes, Sehstörungen und vielen mehr. Wenden Sie sich jedoch in diesen Fällen vor Aufnahme einer Fastenkur an einen erfahrenen Arzt bzw. Therapeuten.

Ernährung nach dem Fasten und im Alltag

F. X. Mayr selbst hat nach über 50-jähriger Forschung keine festen Vorschriften für eine »Aufbaukost« gegeben. »Man tut«, so Mayr, »am besten daran, den Übergang von der Milch Semmel Diät zur gemischten Kost versuchsweise Schritt für Schritt zu machen, indem man zuerst früh die **Semmeln durch Hausbrot ersetzt**, dann vor dem Frühstück einen Apfel genießt, später probeweise das isst, wonach einen gelüstet, und zusieht, wie sich die Verhältnisse im Bauche gestalten.« Das ist ein sehr moderner Ansatz im Sinne einer individuellen, gut verträglichen Ernährung.

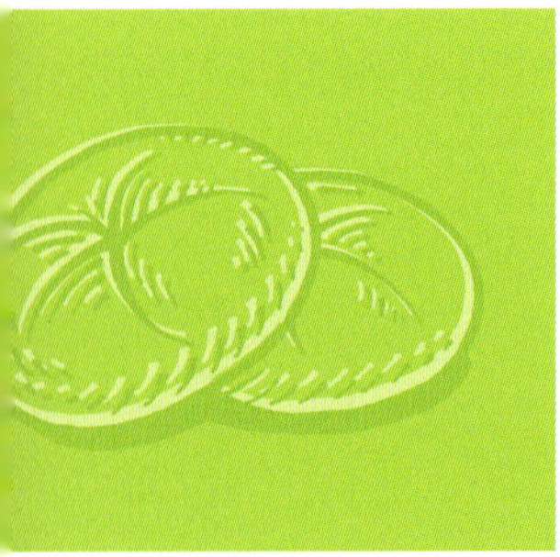

Mayr – (k)ein »Ernährungsprophet«

Mayr war alles andere als orthodox: Er erlaubte sogar jedem Kurenden, »statt einer Milch-Semmel-Mahlzeit zu essen, wonach immer es ihn gelüstet, oder die Milch-Diät ganz aufzugeben. Jedoch rate ich, wenn er sich nachher nicht so wohl fühlt wie bei der Diät, wenn mehr Blähungen auftreten und der Bedarf an Klosettpapier wieder zunimmt, dann zur Milch-Semmel-Diät zurückzukehren.«

Zum Ziel der Entgiftung, Entschlackung und dauerhaft gesunden Ernährung führen verschiedene Wege, wobei der eine kürzer, der andere etwas länger ist. Die beste Kombination aus Entgiftung und Erlernen einer **dauerhaft zuträglichen Ernährungsweise** bietet jedoch die Milch-Semmel-Kur. Doch können Milch und Brötchen allein keine dauerhaft gesunde Ernährung garantieren. Erst die sich daran anschließenden Aufbaustufen in unterschiedlichen Schonkostformen führen zum Ziel, das darin besteht, den Verdauungstrakt langsam wieder an andere Nahrung zu gewöhnen und seine eigene, ideale Ernährungsform zu finden – ein gesunder Darm verlangt instinktiv nach Gesundem.

Der Ernährungsaufbau nach den Vitalkoststufen sollte besonders vorsichtig und schonend vorgenommen werden.

Am meisten profitieren Sie vom Fasten, wenn Sie danach nicht in die alten Gewohnheiten zurückfallen, sondern es als Einstieg in eine neue, gesündere Ernährungsweise begreifen.

Die Vitalkoststufen V1 bis V3 für die Ernährung nach dem Fasten

Stufe V1 (Vitalkost 1)

Brot: Knäckebrot, Kur-(Dinkel-)Semmel
Salat: Blattsalat, Feldsalat
Müsli: Schmelzflocken
Obst: Bananen, süße Äpfel (vormittags), Melone
Gemüse (gedämpft): Möhren, Zucchini, Spargel
Milchprodukte: Bioghurt, Magerquark, Frischmilch, Buttermilch, Kefir
Sonstiges: Kartoffeln, geschälter Reis, Hirse
Suppen: Kartoffelsuppe, Wurzelbrühe, Basensuppe

Stufe V2 (Vitalkost 2)

Brot: Graubrot (2–3 Tage alt) ohne grobe Körner
Salat: Blattsalat, Lollo Rosso, Eissalat
Müsli: Haferflocken
Obst: Mango, Papaya, Ananas
Gemüse (gedämpft): Fenchel, Kohlrabi, Mangold, Spinat
Milchprodukte: fettarmer Käse
Sonstiges: Putenwurst, 1-mal wöchentlich Forelle blau

Stufe V3 (Vitalkost 3)

Brot: Vollkornbrot (2–3 Tage alt)
Salat: Chinakohl, Tomaten
Müsli: Haferflocken, Hirse, Reisflocken und erstmals auch Obst
Obst: Beerenobst, saure Äpfel, Birnen, Kiwi
Gemüse: Sellerie, Knoblauch, Rot- und Weißkohl
Sonstiges: mageres Rindfleisch, Huhn, Ei
Rohkost: Äpfel, Möhren, Kohlrabi, Gurken

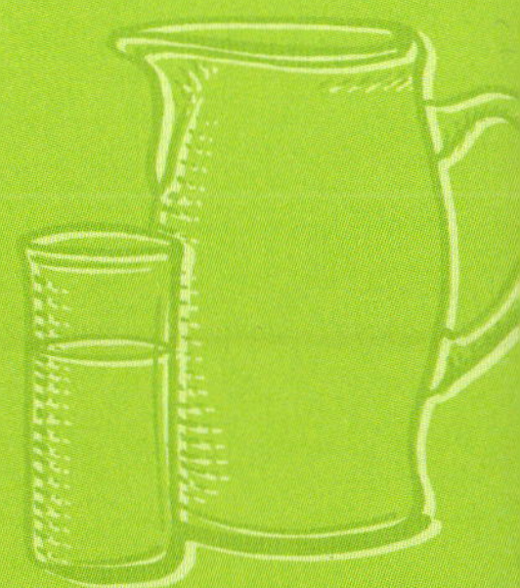

Schritt für Schritt wieder ans Essen gewöhnen

Erst wenn die Nahrungsmittel einer Stufe gut vertragen werden, sollten Sie zur nächsten Stufe übergehen. Nach dem Heilfasten treten Nahrungsmittelunverträglichkeiten oft sehr viel deutlicher zutage, die vorher lediglich »maskiert« waren. Beobachten Sie bitte daher mögliche Unverträglichkeitserscheinungen wie Völlegefühl, Aufstoßen, Blähungen, Krämpfe, Durchfall, um diese gezielt den Nahrungsmitteln, die Sie zu sich genommen haben, zuordnen zu können. Wählen Sie Ihre Nahrungsmittel aus der Liste der jeweiligen Stufe aus und notieren Sie sich, falls Sie etwas nicht vertragen.

So gehen Sie mit anfänglichen Unverträglichkeiten um

Die Unverträglichkeit kann manchmal auch darauf beruhen, dass der Darm noch nicht imstande ist, das Nahrungsmittel aufzuschließen. Bei Rohkost hat es sich z. B. manchmal bewährt, sie zunächst gedämpft zu verzehren. Eine Nahrungsmittelunverträglichkeit kann immer auch auf einer Allergie beruhen. Der Nahrungsaufbau ist deshalb die beste Zeit, derartigen Dingen auf die Spur zu kommen.
Versuchen Sie – besonders in den ersten vier Wochen nach der Mayr-Kur – abends so wenig wie möglich zu sich zu nehmen. Anschließend empfiehlt sich ein Spaziergang. Essen Sie stets langsam und nur so viel, bis ein erstes Sättigungsgefühl eintritt.

Anzeichen für eine Unverträglichkeit von Nahrungsmitteln

- Völlegefühl
- Aufstoßen
- Blähungen
- beschleunigter Puls
- Schweißausbruch, Hitzegefühl

Meiden sollten Sie nicht nur während der Aufbauphase stark öl- und sahnehaltige Speisen, scharfe Gewürze, Bohnenkaffee, Zucker, fettes Fleisch, Alkohol, Hülsenfrüchte, Zwiebeln und Lauch und übermäßig viel Salz. Rohkost nach 15.00 Uhr gegessen, führt nachts in Ihrem Darm zu Gärungsvorgängen.

Tipps für eine gesunde Ernährungsweise im Alltag

Beachten Sie die Tagesrhythmik der Ernährung:

- Das Frühstück sollte ausführlich und geruhsam,
- das Mittagessen mäßig und
- das Abendessen rechtzeitig und sparsam sein – getreu dem Motto: Frühstücke wie ein König, iss zu Mittag wie ein Bürger und zu Abend wie ein Bettler.
- Essen Sie in Ruhe, kauen und speicheln Sie gründlich ein.
- Pflegen Sie den gesunden Hunger: Essen Sie immer nur so viel, dass Sie vor der nächsten Mahlzeit einen gesunden Hunger verspüren.
- Hören Sie immer rechtzeitig auf zu essen – Magen und Bauch sollen nie prallvoll werden.
- Trinken Sie oft und reichlich zwischen den Mahlzeiten (Wasser, Kräutertee, Mineral- und Heilwasser).
- Schalten Sie regelmäßige Kurtage ein.
- Bei besonderen Anlässen oder an Sonn- oder Feiertagen darf es zur Mahlzeit auch mal ein Gläschen trockener Wein oder etwas Bier sein – sofern es der Arzt erlaubt.

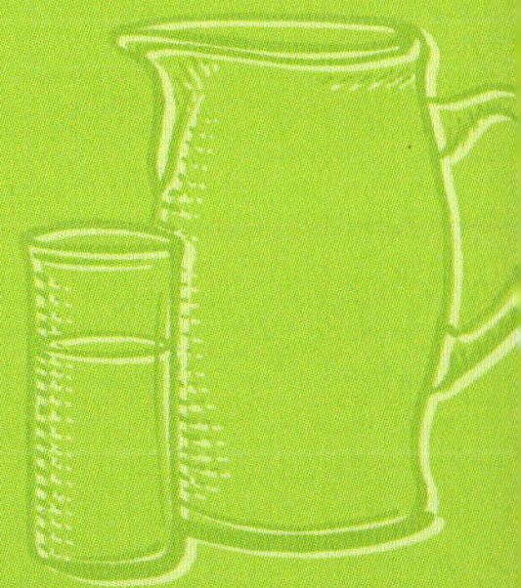

Rezepte für die Milch-Semmel-Kur

Bei der Auswahl der Zutaten sollte stets auf die individuelle Verträglichkeit geachtet werden. Auch ist bei der Zusammenstellung ein ausgeglichener Säure-Basen-Haushalt zu berücksichtigen: Ein leicht säureüberschüssiger Quark etwa wird durch die Zugabe von Milch oder Sahne »basischer«.

Basensuppe (Gemüsesuppe)

Basensuppen dienen während des Fastens als alleinige Mittagsmahlzeit und können alternativ zur Milch-Semmel-Diät eingenommen werden. Während des Nahrungsaufbaus leiten Basensuppen dann das Essen ein. Sie führen dem Körper Vitalstoffe (vor allem Mineralstoffe) und basische Stoffe zu, die der Körper besonders während des Fastens dringend benötigt. Am besten werden sie deshalb mit Basenbrühe (siehe Seite 68) hergestellt; alternativ ist aber auch Wasser geeignet.

Basensuppen sind auch als Dauerkost hervorragend geeignet und können dann kalorisch mit Fett in Form von Butter oder Sahne angereichert werden. Die folgenden Rezepte dienen als Schonkost während des Fastens, können jedoch später auch kalorisch erweitert und als gesunde Dauerkost eingesetzt werden.

- 125 g rohe Kartoffeln
- $^3/_8$ l Gemüsebrühe oder Wasser
- etwas Butter oder Sahne
- frische Kräuter nach Wahl (z. B. Petersilie oder Liebstöckel)

Rezept Basensuppe

- Die Kartoffeln waschen und schälen, klein schneiden und mit Basenbrühe oder Wasser 20 Minuten eher ziehen als kochen lassen. Mit dem Mixstab pürieren und mit wenig Salz würzen. Fein gehackte Kräuter und eventuell etwas Butter oder Sahne zugeben.
- Die Basensuppe kann vielfach variiert werden, indem zu den Kartoffeln Wurzelgemüse (Möhren, Sellerie, Petersilienwurzel), Zucchini, Fenchel oder Spargel gegeben wird.

Dinkelsemmel

Wenn Sie Ihre Semmeln für die F. X. Mayr-Kur gerne selber backen möchten, können Sie sich nach dem folgenden Rezept richten. Achten Sie immer darauf, dass Sie ein Mehl mit einem niedrigen Ausmahlungsgrad bevorzugen. Helle Brötchen sind zwar mineralstoffärmer als dunkle, können dafür aber schneller die Magen-Darm-Passage durchlaufen, was ja bei der Mayr-Kur erwünscht ist. Alternativ zum Dinkelmehl können Sie natürlich auch Weizenmehl mit einem niedrigen Ausmahlungsgrad verwenden.

Dinkelmehl erhalten Sie in Naturkostläden und Reformhäusern.

- 500 g Dinkelmehl (niedriger Ausmahlungsgrad, z. B. Type 630)
- 20 g frische Hefe
- 1 Prise Zucker
- 300 ml lauwarmes Wasser
- 1 Prise Salz

Rezept Dinkelsemmeln (Für 6 bis 8 Brötchen)

- Das Dinkelmehl in eine Schüssel sieben und in der Mitte eine Mulde formen. Die Hefe einbröckeln und mit Zucker, Wasser und Salz zu einem glatten Teig verarbeiten.
- Die Schüssel mit einem Tuch abdecken und den Teig 30 Minuten an einem warmen Ort gehen lassen.
- Den Backofen auf 220 °C vorheizen.
- Den Teig auf einer bemehlten Arbeitsfläche gründlich durchkneten und in sechs bis acht Portionen aufteilen. Jede Teigportion mehrmals kneten, zu einer Kugel formen und auf der Oberfläche platt zu einem Brötchen drücken. Auf ein gefettetes Bachblech legen. Jedes Brötchen kreuzweise einritzen und mit Wasser bepinseln.
- Vor dem Backen die Brötchen noch mal ca. 10 Minuten gehen lassen. Auf mittlerer Schiene im Backofen ca. 25 bis 30 Minuten backen.
  Die Brötchen dann offen etwa vier Tage lagern bis sie trocken sind.

- 50–100 g Quark
- 2 EL Milch
- etwas Salz

Rezept Quarkaufstrich

- Verrühren Sie den Quark, die Milch und das Salz miteinander.
- Bewahren Sie den Aufstrich in einem verschließbaren Behälter im Kühlschrank auf.
- In einer höheren Aufbaustufe werden noch frische Kräuter und kalt gepresstes Leinöl und/oder Sahne beigefügt. Der Quarkaufstrich ist auch hervorragend als Dauerkost geeignet.

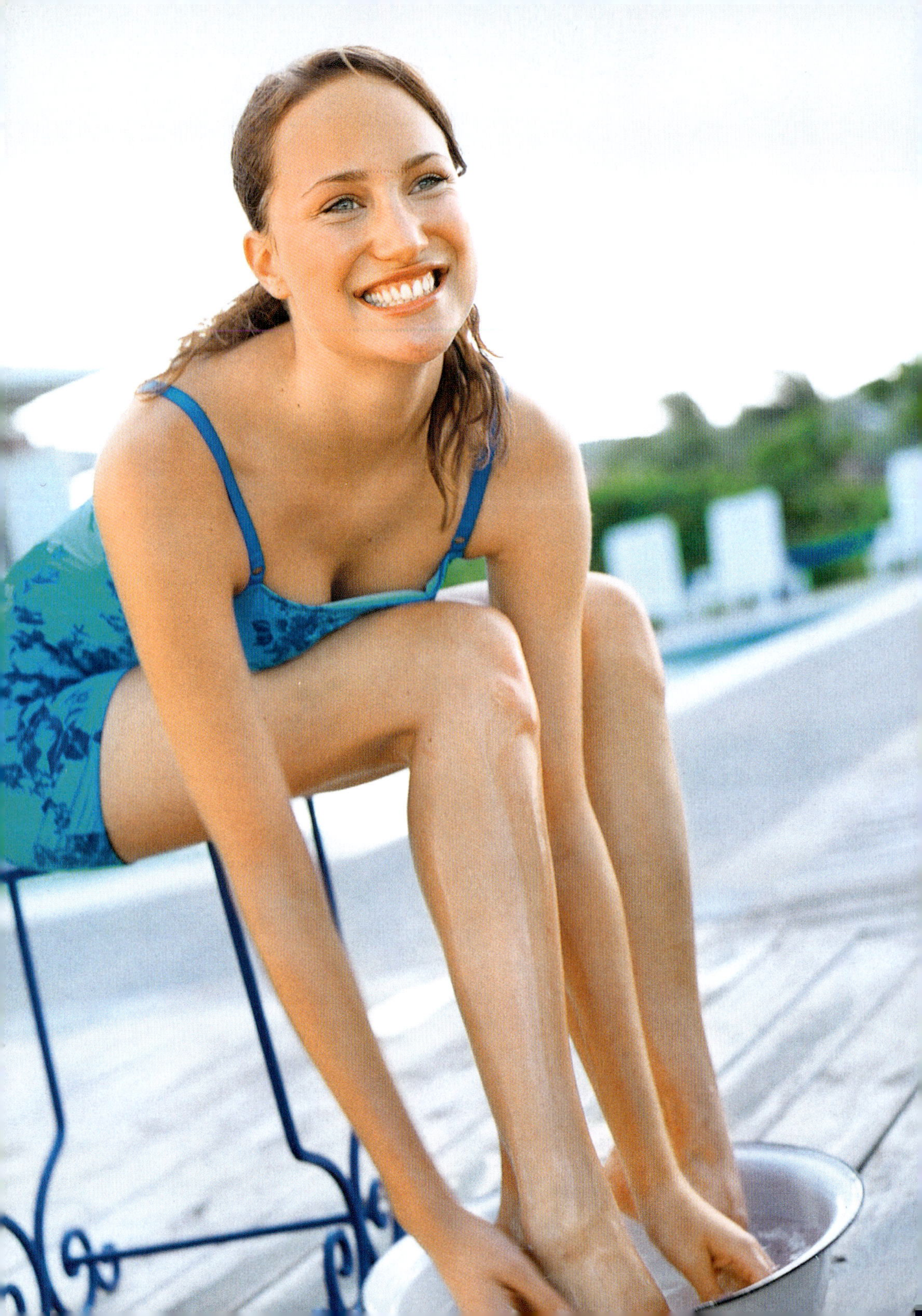

Fasten als Medizin

Für jeden die richtige Fastenform

Je nach individueller Ausgangslage können Ihnen verschiedene Fastenformen zu mehr Gesundheit und Wohlbefinden verhelfen. Die Kur nach F. X. Mayr ist eine Behandlung zur Vorbeugung und Heilung: Unterschieden werden das vorbeugende Fasten und das Heilfasten nach F. X. Mayr.

Fasten und Heilfasten – was ist der Unterschied?

Fasten ist ein auf den Organismus ausgeübter natürlicher Reiz, der – als eine Art Information – die Selbstheilungskräfte des Körpers in Gang setzt und diesen so zu positiven, ordnenden, heilenden Reaktionen veranlasst. Gestörte Regelkreise des Körpers werden beim Fasten vor allem durch Schonung, das heißt durch die **Ausschaltung der Störfaktoren**, wieder in ihre normale Funktion gebracht. Der Stoffwechsel wird entlastet und der Verdauungsapparat gereinigt, so dass sich die körpereigene Abwehr erhöht.

In erfahrener Hand kann die Mayr-Kur bei vielen Krankheiten hervorragend als Therapie eingesetzt werden.

Fasten ist Teil der biologischen Rhythmen. Nicht nur im Krankheitsfall, auch im normalen Tagesrhythmus machen wir täglich kleine Fastenpausen, in denen wir nichts essen. Solange wir essen, bezieht der Körper Energie und Wärme aus der ihm zugeführten Nahrung. Essen wir nicht, schaltet der Organismus auf Stoffabbau und Ausscheidung um und lebt von seinen Reserven.

Beim Fasten kann sich der Körper auf das Heilen konzentrieren

Fasten ist nicht gleichbedeutend mit Hungern – denn wer hungert, will essen, kann es aber in Notzeiten nicht. Dann revoltiert der Organismus, weil er eine Unterversorgung befürchtet. Hunger bedeutet danach unterschwellig Stress. Wer jedoch fastet, der tut dies freiwillig und auch nur für eine begrenzte Zeit, um **Überflüssiges loszuwerden**, um den Körper (und zugleich auch die Seele) zu reinigen. Wenn Sie richtig fasten, leiden Sie auch nicht unter Hungergefühlen oder schlechter Laune – ganz im Gegenteil: Die meisten Fastenden berichten, dass sie sich frisch und ungewohnt tatendurstig fühlen. Das erklärt sich dadurch, dass der Körper durch das Fasten von der sehr anspruchsvollen Aufgabe der Verstoffwechselung der von außen zugeführten Nahrung vollkommen befreit ist und deshalb mehr Energien als sonst für andere Zwecke bereitstellen kann.

Schon aufgrund seiner Evolution (»Jäger und Sammler«) ist der Mensch an den Mangel viel besser angepasst als an den Überfluss unserer Zivilisation.

Beim Fasten werden die Entgiftungsorgane durch zusätzliche Maßnahmen wie Massagen und Lymphdrainage unterstützt, so dass die in Bewegung gekommenen Abfallstoffe besser und schneller abtransportiert und entsorgt werden können. Doch verfolgt das Fasten nicht nur das Ziel, den Stoffwechsel zu entlasten, zu entschlacken und zu entsäuern, sondern auch die meist **verschütteten Instinkte** dafür wachzurufen, was dem Körper zuträglich ist und was ihm schlecht bekommt. Nach dem Fasten verändert sich das Essverhalten vieler Menschen fast von allein, und sie lernen wieder, auf Hungergefühl, Appetit und Sättigungsgefühl zu achten. Auch merken sie viel eher, was ihnen gut tut oder schadet – daher ist Fasten auch eine gute Möglichkeit, sich endgültig von Genussgiften wie Kaffee und Nikotin zu verabschieden. Durch vorübergehenden Verzicht auf das Notwendige ermöglicht das Fasten so eine bessere Einstellung zum Überflüssigen und Schädlichen.

Präventives und kuratives Fasten

Beim Fasten werden das präventive und das kurative Fasten unterschieden. Die klassische Mayr-Kur mit allen ihren positiven Auswirkungen auf die Gesundheit lässt sich nur unter **Begleitung** durch einen erfahrenen **Mayr-Arzt** – und im Idealfall in der **Klinik** – durchführen. Unter dieser Voraussetzung können Sie das für Ihre Gesundheit Optimale aus einer Fastenzeit gewinnen.

Eine stationäre Mayr-Kur ist eine sinnvolle Vorsorge- und Heilmaßnahme. Heilfasten ist besonders bei den Krankheiten geeignet, die auch mit einer gestörten Verdauung in Verbindung stehen. Es entlastet den Stoffwechsel, wirkt entzündungshemmend, entschlackend und entsäuernd sowie vegetativ umstimmend und psychovegetativ ordnend.

Wann ist eine stationäre Kur sinnvoll?

Eine Mayr-Kur ist eine sinnvolle Vorsorge- bzw. Heilmaßnahme. Die optimale Entgiftung wird fast ausschließlich im Rahmen einer 3- bis 4-wöchigen Grundkur erreicht. Diese ist vor allem dann zu empfehlen, wenn Sie an einer **behandlungsbedürftigen Krankheit** leiden und Medikamente einnehmen müssen. Hautleiden wie Neurodermitis sind die Folge einer Entgiftung des Körpers über die Haut.

Während der Mayr-Kur wird der Körper zur Entgiftung über andere Kanäle angeregt, maßgeblich jedoch über den des Darmes. Nach der Giftausleitung bessert sich das Hautbild oft schlagartig und vor allem nachhaltig. Gleiches gilt auch für Asthma. Auch bei Venenleiden ist eine Mayr-Kur hilfreich: Wird der venöse Abfluss aus den Beinvenen im Bauchraum durch einen schweren, vergrößerten Darm stranguliert und behindert, ordnet eine Mayr-Kur die venösen Verhältnisse. Und bei rheumatischen Krankheiten und Arthrosen hilft eine Mayr-Kur, da sie die Gewebsversorgung des Körpers mit Sauerstoff und Nährstoffen verbessert und die Entsäuerung des Körpers unterstützt. In weniger weit fortgeschrittenen Fällen wird bei konsequenter Einhaltung der Ernährung nach Mayr oft sogar eine dauerhafte Befreiung von Beschwerden beobachtet.

Achten Sie unbedingt auf die entsprechende Qualifikation des Kurhauses, wenn Sie planen, eine Mayr-Kur durchzuführen. Gute Mayr-Kliniken verfügen zudem über eine qualifizierte Ernährungsberatung sowie über eine Lehrküche.

Woran erkenne ich eine gute Mayr-Klinik?

- Das Fasten erfolgt unter Aufsicht fachlich geschulter Ärzte, von denen rund um die Uhr mindestens einer für Sie erreichbar ist.
- Auch zum weiteren Personal gehören speziell geschulte Therapeuten und Pflegekräfte.
- Vor dem Fasten erfolgt immer eine Voruntersuchung durch einen Mayr-Arzt, der die Therapie auf Ihre individuellen Gegebenheiten abstimmt.
- Die Klinik verfügt ebenfalls über schulmedizinische Diagnoseverfahren, wie beispielsweise Labordiagnostik oder EKG.
- Nach dem Fasten erfolgt eine Nahrungsaufbauphase mit Lehrküche.

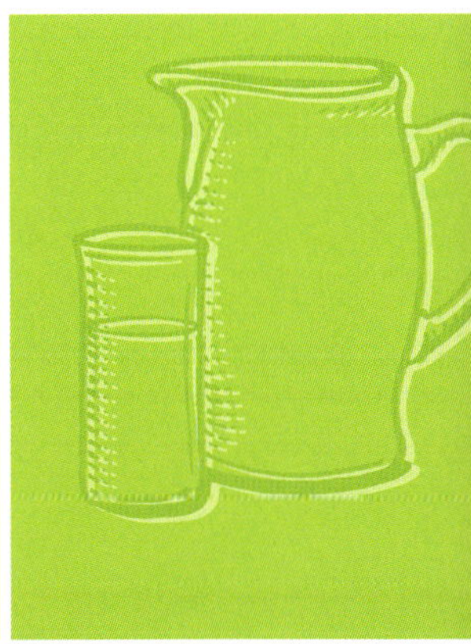

Bei welchen Krankheiten hilft Fasten?

Der Arzt kann das Fasten nach F. X. Mayr bei Krankheiten als Therapie – und auch zur Unterstützung – einsetzen. Es eignet sich besonders bei folgenden Krankheiten, die auch mit einer gestörten Verdauung in Verbindung stehen:

Stoffwechselkrankheiten

- Übergewicht/Adipositas/Gicht
- Diabetes mellitus Typ II
- Fettstoffwechselstörungen

Erkrankungen der Verdauungsorgane

- Verdauungsinsuffizienz mit Störungen an Magen, Darm, Leber, Gallenblase, Bauchspeicheldrüse, chronische Gallenwegserkrankungen, insbesondere Reizmagen, Reizdarm
- chronische Verstopfung (Obstipation)/Blähungen (Meteorismus)
- Darmentzündungen (Kolitis)/chronischer Durchfall (Diarrhöe)
- Neigung zu Gastritis, Duodenitis, Ulkusleiden (z. B. Sodbrennen, Geschwüre)
- Krankheiten der Bauchspeicheldrüse
- Leberschäden/Fettleber
- chronische Stoffwechselvergiftungen durch Arznei- und Genussmittelmissbrauch (Laxanzien, Psychopharmaka, Alkohol, Nikotin, Kaffee etc.)

Rheumatische Erkrankungen

- Arthrose der großen und kleinen Gelenke/Wirbelsäulenleiden
- Weichteilrheumatismus/rheumatoide Arthritis (am effektivsten im Frühstadium)

Augenkrankheiten

- Glaukom/chronische Konjunktivitis

Erkrankungen des Herz-Kreislauf-Systems

- hoher Blutdruck/niedriger Blutdruck
- beginnende Arterienverkalkung/Krampfadern
- offenes Unterschenkelgeschwür
- Schwindel/Ohrensausen
- Koronare Herzkrankheit (Stadium I–III)

Hautkrankheiten

- Ekzeme (trocken und nässend)/Akne/Neurodermitis
- Schuppenflechte/Nesselsucht
- allergische Erkrankungen der Haut und Schleimhäute

Krankheiten der Atemwege

- chronische Bronchitis/Asthma bronchiale
- chronische Katarrhe/chronische Nebenhöhlenentzündung

Erkrankungen des Nervensystems

- vegetative Dystonie und Erschöpfungszustände
- reaktive Depression/Schlafstörungen
- Migräne und chronische Kopfschmerzen

Frauenkrankheiten

- Menstruationsbeschwerden (Zyklusanomalien)
- klimakterische Beschwerden (Prä-, Peri-, Postmenopausensyndrom)

In den ersten Tagen der Mayr-Kur kann es zu Rückvergiftungen und Erstverschlimmerungen wie Brechreiz, Übelkeit oder Kopfschmerzen kommen, so dass hier nur der klinisch erfahrene Arzt mit entsprechenden Medikamenten oder Infusionen bzw. weiterführender Diagnostik (Laborwerte, z.B. im Hinblick auf Blutzucker oder Harnsäure), Kreislauftestmethoden, EKG etc. angemessen therapieren kann.

Welche Anwendungen sind sinnvoll?

- Die **Colon-Hydro-Therapie** ist die moderne Form des Einlaufs. Mast- und Dickdarm werden gereinigt, indem warmes Wasser eingeleitet wird. Das Wasser fließt in einem geschlossenen System in den Darm hinein und wieder heraus.
  Eine Colon-Hydro-Therapie stellt eine vernünftige Ergänzung zur Mayr-Kur dar. Allerdings erreicht die Colon-Hydro-Therapie im Gegensatz zu einer gesamten Darmreinigung nur ca. 10 Prozent des Darms und kann deshalb eine komplette Darmsanierung nach F. X. Mayr nicht ersetzen. Bei schwereren Fällen bietet die Colon-Hydro-Therapie jedoch eine gute Reinigung ähnlich dem Einlauf.
- Die **Neuraltherapie** kann sehr gut mit einer Mayr-Kur kombiniert werden. Sie geht davon aus, dass jede chronische Krankheit störfeldbedingt sein kann und dass jede Körperstelle zum Störfeld werden kann. Die störfeldbedingte Erkrankung kann durch die Injektion eines Lokalanästhetikums »geheilt« werden. Das größte und wichtigste Störfeld ist jedoch nach heutiger Erkenntnis der Darm. Angewandt wird die Neuraltherapie bei akuten und chronischen Schmerzen und Verspannungen, vor allem des Stütz- und Bewegungsapparates (Wirbelsäule und Gelenke) und des Oberbauches (Magen, Galle, Zwölffingerdarm) sowie bei chronischen Entzündungen.

Die Neuraltherapie ist im Rahmen einer Mayr-Kur sinnvoll, da sie ebenso wie die Mayr-Therapie die Selbstheilungskräfte des Organismus aktiviert.

- Ab- und ausleitende Verfahren der **Aschner-Therapie** wie Aderlass und Schröpfen fördern die Entgiftung von Stoffwechseldepots und verbessern die Durchblutung. Auch das Immunsystem wird durch die Reizwirkung stimuliert und das vegetative Nervensystem umgestimmt. Die blutentziehenden Behandlungen unterstützen die ausleitenden Verfahren der Mayr-Therapie.

Die Kostenfrage bei einer Mayr-Kur

Die Kosten sind abhängig von der Therapiedauer, der Art der Durchführung und der stationären Einrichtung. Eine stationäre Behandlung kostet mehr als eine ambulante. Manche Kassen übernehmen zumindest Teilbeträge.

Die **Krankenkasse** prüft zunächst die Zuständigkeit (Kasse oder Rentenversicherungsträger) und entscheidet dann darüber, ob eine ambulante oder stationäre Kur notwendig ist. Grundlage der Beurteilung ist der ärztliche Befundbericht. Bei der ambulanten Kur übernimmt die Kasse die Kosten für die kurärztliche Behandlung, für die Heilmittel und für ärztlich verordnete Maßnahmen zur Unterstützung der medizinischen Anwendungen, zu denen z. B. Kurse für Autogenes Training oder Ernährungsberatung gehören. Die **Selbstbeteiligung** des Patienten beträgt 10 bis 15 Prozent der Heilmittelkosten. Für Unterkunft, Verpflegung und Fahrtkosten erstattet die Krankenkasse einen Zuschuss.

Bei medizinischer Notwendigkeit kann eine Kur noch häufiger als einmal jährlich beantragt werden. Bei Fragen wenden Sie sich bitte an Ihren zuständigen Arzt oder Ihre Krankenkasse.

Bei stationären Kuren übernimmt die Krankenkasse die vollen Kosten für ärztliche Untersuchungen (soweit medizinisch notwendig), für die Anwendungen und für Unterkunft/Verpflegung bis auf eine geringe Selbstbeteiligung, die der Patient entrichtet. Hier ist eine entsprechende **Attestierung durch den Hausarzt** erforderlich; außerdem müssen alle ambulant-medikamentösen Therapien zuvor ausgeschöpft worden sein.

Eine Kur als Vorsorgemaßnahme kann alle drei Jahre gewährt werden, dabei wird häufig der Unterkunftszuschuss gewährt. Aber auch eine jährliche Durchführung wird bewilligt, dann allerdings ohne Unterkunftszuschuss.

Register

Literatur

Bachmann, Robert M. / Schleinkofer, German M.: Natürlich gesund mit Kneipp. Trias, Stuttgart 2003

Bartussek, Alfred: Der chronische Darmschaden. »Diagnostik der Gesundheit« und Therapie nach Dr. Franz Xaver Mayr. Wilhelm Braumüller Universitäts-Verlagsbuchhandlung, Wien 1974

Mayr, Franz Xaver: Schönheit und Verdauung. Die Verjüngung des Menschen durch sachgemäße Wartung des Darmes. Verlag Neues Leben, Alberschwende 1991

Pischinger, Alfred: Das System der Grundregulation. Grundlagen für eine ganzheitsbiologische Theorie der Medizin. Haug Verlag, Heidelberg 1990

Rauch, Erich: Diagnostik nach F. X. Mayr. Haug Verlag, Heidelberg 1986

Rauch, Erich: Lehrbuch der Diagnostik und Therapie nach F. X. Mayr. Kriterien des Krankheitsvorfeldes, der Gesundheit und Krankheit. Haug Verlag, Heidelberg 1999

Stadelmann, Ludwig: Dr. Franz Xaver Mayr. Ein Forscherleben. Verlag Neues Leben, Alberschwende, 1993

Zimmermann, Walther: Gewicht leicht gemacht. Eine Sprechstunde für Übergewichtige. Johannes Sonntag, Regensburg 1975

Winkler Heinz / Bachmann, Robert M. / Kofler-Bettschart, Birgit: Heilpflanzen für Genießer. Haug Verlag, Stuttgart 2004

Adressen

Deutschland

Kneippbund
Adolf-Scholz-Allee 6 – 8
86825 Bad Wörishofen
Tel.: 0 82 47-30 02 0
www.kneippbund.de

Schweiz

Kneippbund
Weissensteinstr. 35
3007 Bern
Tel.: +41 (0)31-3 72 45 45
www.kneipp.ch

Österreich

F. X. Mayr-Kurzentrum
Dorf 106
6323 Bad Häring
Tel.: + 43 (0)53 32-90 50 00
www.kurzentrum.at

Kliniken

Reithofpark-Klinik für Naturheilverfahren
Reithof 1
83075 Bad Feilnbach
Tel.: 0 80 66-1 87 13
www.klinik-naturheilverfahren.de

Klinik für Naturheilverfahren
Am Finkenschlag 3
34537 Bad Wildungen-Reinhardshausen
Tel.: 0 56 21-82 33 00
www. bad-wildungen-naturheilverfahren.de

Immanuel-Krankenhaus GmbH
Abteilung für Naturheilkunde
Königstr. 63
14109 Berlin
Tel.: 030-8 05 05-6 91
www.immanuel.de

Die Autoren

Dr. Robert M. Bachmann ist Facharzt für Allgemeinmedizin und Naturheilverfahren. Er leitet die Klinik für Naturheilverfahren in Bad Feilnbach sowie eine Tagesklinik in Bad Wörishofen. Seit vielen Jahren wendet er hier mit Erfolg die F. X. Mayr-Kur und weitere Naturheilverfahren an. Dr. Bachmann ist Referent vom Kneipp-Bundesverband und Autor mehrerer Ratgeber-Bücher.

Dr. Franz Kienle ist Facharzt für Physikalische und Rehabilitative Medizin und leitet die diabetologische Abteilung im Klinikzentrum Mühlengrund. Durch seine Zusatzqualifikation als Sport- und Badearzt ist er auf dem Gebiet der Naturheilverfahren tätig, in dem die F. X. Mayr-Kur eine zentrale Rolle spielt. Er leitet eine Klinik für Naturheilverfahren in Bad Wildungen.

Wichtiger Hinweis

Die im Buch veröffentlichten Ratschläge wurden mit größter Sorgfalt von Verfassern und Verlag erarbeitet und geprüft. Eine Garantie kann jedoch nicht übernommen werden. Ebenso ist eine Haftung der Verfasser bzw. des Verlages und seiner Beauftragten für Personen-, Sach- oder Vermögensschäden ausgeschlossen.

Bildnachweis

Umschlagfoto: Jump/Lars Matzen. *Fotos:* IFA-Bilderteam/IPS/IPS S. 85; ImageSource S. 4 (2), S. 8, S. 29, S. 41, S. 79; Jahreszeiten Verlag/Christoph Martin S. 34/Sonja Schäfer S. 114; Jump/Lars Matzen S. 27/Annette Falck S. 4, S. 63, S. 68/K. Vey S. 5, S. 76, S. 104; mauritius-images/Rossenbach S. 11/age footstock S. 17/Pedro Coll S. 4, S. 21/SDP S. 36/Stock Image S. 4, S. 46, S. 82/Pierre Bourrier S. 5 (4), S. 57, S. 70, S. 73, S. 99/Jiri S. 87. *Illustrationen:* Norbert Pautner S. 30, S. 44; Klaus Dursch S. 84 – 99; Alois Griesbeck (alle weiteren)

Bibliografische Information Die Deutsche Bibliothek

Die Deutsche Bibliothek verzeichnet diese Publikation in der Deutschen Nationalbibliografie; detaillierte bibliografische Daten sind im Internet über http:// dnb.ddb.de abrufbar.

Projektleitung: Ute Kröger, Kathrin Gritschneder
Redaktion: Redaktionsbüro Yvonne Georgi, Dr. Ute Müller
Herstellung und Satz: Dagmar Guhl
Bildredaktion: Sylvie Busche (Ltg.), Margit Schulzke
Umschlagkonzeption: Zero Werbeagentur, München
Reproduktion: Repro Ludwig, A-Zell am See
Druck und Bindung: Appl OHG, Wemding

Printed in Germany

ISBN-13: 978-3-426-64278-8
ISBN-10: 3-426-64278-6

5 4 3 2 1